超声医生话健康

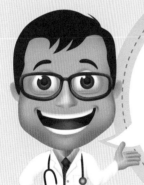

名誉主编　徐万海

主　　编　董晓秋　唐　芹

副 主 编　王思明　张立维

美编秘书　刘瑞松

人民卫生出版社

·北 京·

图书在版编目（CIP）数据

超声医生话健康 / 董晓秋，唐芹主编 . —北京：
人民卫生出版社，2020. 9
ISBN 978-7-117-30392-7

Ⅰ. ①超… Ⅱ. ①董…②唐… Ⅲ. ①超声波诊断 –
普及读物 Ⅳ. ①R445.1–49

中国版本图书馆 CIP 数据核字（2020）第 160616 号

人卫智网	**www.ipmph.com**	医学教育、学术、考试、健康，购书智慧智能综合服务平台
人卫官网	**www.pmph.com**	人卫官方资讯发布平台

超声医生话健康
Chaosheng Yisheng Hua Jiankang

主　　编：董晓秋　唐　芹
出版发行：人民卫生出版社（中继线 010-59780011）
地　　址：北京市朝阳区潘家园南里 19 号
邮　　编：100021
E－mail：pmph @ pmph.com
购书热线：010-59787592　010-59787584　010-65264830
印　　刷：北京铭成印刷有限公司
经　　销：新华书店
开　　本：710×1000　1/16　印张：22
字　　数：276 千字
版　　次：2020 年 9 月第 1 版
印　　次：2020 年 10 月第 1 次印刷
标准书号：ISBN 978-7-117-30392-7
定　　价：88.00 元

打击盗版举报电话：**010-59787491**　**E-mail：WQ @ pmph.com**
质量问题联系电话：**010-59787234**　**E-mail：zhiliang @ pmph.com**

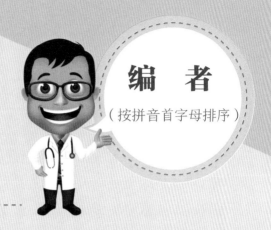

编 者

（按拼音首字母排序）

蔡怀秋（哈尔滨医科大学附属第四医院）

陈　闯（哈尔滨医科大学附属第一医院）

董　丹（哈尔滨医科大学附属第四医院）

董丽娜（哈尔滨医科大学附属第一医院）

董　唯（黑龙江护理高等专科学校）

董晓秋（哈尔滨医科大学附属第四医院）

董元缔（哈尔滨医科大学附属第三医院）

高美娟（哈尔滨医科大学附属第四医院）

高明茹（哈尔滨医科大学附属第四医院）

郭　敏（哈尔滨医科大学附属第四医院）

郭玉平（哈尔滨医科大学附属第四医院）

郝豪皓（哈尔滨医科大学附属第四医院）

何　鑫（哈尔滨医科大学附属第四医院）

黄　靓（哈尔滨医科大学附属第四医院）

孔德姣（哈尔滨医科大学附属第四医院）

李　硕（哈尔滨医科大学附属第四医院）

刘洪辉（黑龙江省科学技术协会科学技术普及部）

刘瑞松（哈尔滨医科大学附属第四医院）

吕　倩（哈尔滨医科大学附属第四医院）

苗　阔（哈尔滨医科大学附属第四医院）

戚云峰（哈尔滨医科大学附属第四医院）

邵小慧（哈尔滨医科大学附属第四医院）

孙厚滨（哈尔滨医科大学附属第三医院）

唐　芹（中华医学会科学技术普及部）

万　明（哈尔滨医科大学附属第二医院）

王璐璐（哈尔滨医科大学附属第四医院）

王思明（哈尔滨医科大学附属第四医院）

韦　红（哈尔滨医科大学附属第二医院）

解鸿蕾（哈尔滨市疾病预防控制中心）

徐万海（哈尔滨医科大学附属第四医院）

薛伟力（哈尔滨医科大学附属第二医院）

杨小宇（哈尔滨医科大学附属第四医院）

姚金来（哈尔滨医科大学附属第四医院）

于　也（哈尔滨医科大学附属第四医院）

张立维（哈尔滨医科大学附属第四医院）

张启瞑（哈尔滨医科大学附属第四医院）

赵　宁（哈尔滨医科大学附属第四医院）

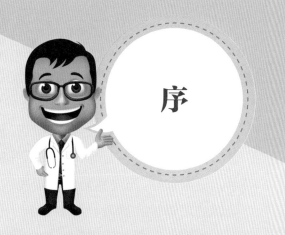

序

　　科学普及简称科普,是一种关系全民的社会教育,以浅显的、通俗易懂的方式,让公众接受科学知识、传播科学思想、弘扬科学精神。医学科普是百姓最需要的一门科普知识,通过掌握正确的医学知识和健康的生活方式,使百姓"不得病、少得病、晚得病、少进医院、少得大病、晚得重病"。党的十八大以来,习近平同志提出"没有全民健康,就没有全面小康";2016 年党中央、国务院印发《"健康中国2030"规划纲要》,提出了"健康中国"建设的目标和任务,医疗工作重心从"治疗为主"转变为"预防为主";同年提出"科技创新、科学普及是实现创新发展的两翼,要把科学普及放在与科技创新同等重要的位置";2019 年《国务院关于实施健康中国行动的意见》出台;同年"健康中国行动"启动仪式隆重举行。人民健康是民族昌盛和国家富强的重要标志。

　　健康科普与每个人息息相关,每个人都是自身健康的第一责任人,都应该是健康科普传播的参与者、实践者和受益者。但目前,我国居民具备健康素养的总体水平仅为 17.06%,且分布十分不均衡,农村居民、中西部地区居民、老年人群健康素养水平相对仍较低,尤其在慢性病预防和基本医疗方面知识尤为匮乏,百姓们渴望掌握正确的健康知识。目前,我国健康科普大环境参差不齐,存在着科普项目和资金匮乏、科普人才短缺、科普内容质量不高等诸多问题,我国医学科普工作进展相对缓慢,多数医生忙于临床和科研工作而缺少对健康科普的重视。市场中不乏各种打着健康科普旗号的伪科学,为了经济利益而散布虚假信息、广告,缺乏健康知识的民众无法甄别信息的正确性而使其心身和经济深受其害。民众迫切需要得到科学可靠的健康引导,通过科普提高全民的健康意识和科学素质,提高科普读物的可读性和普及性势在必行。医学科普市场需要"专业的人用专业的知识做专业的事"。

本书主编董晓秋教授和唐芹教授带领其团队坚持医学科普宣教工作,不忘初心,采用各种形式积极推进医学科普事业,致力于提升民众健康素养,帮助百姓把握健康本质,时刻把满足人民健康需求作为头等要务。本书内容为作者多年医疗及科普工作的心得,将基础医学知识与常见疾病通过通俗易懂、风趣幽默的语言介绍给大众,结合清晰的示意图及生动的讲解视频,必将满足百姓们对健康科普知识的需求,让广大民众从正常的渠道得到正确的医学科普知识,实现健康传播的"精准"与"高效"。

总之,通过医学科普健康知识的传播,可以提升全民健康素养,倡导民众养成健康生活方式,引导民众建立正确健康观,从而达到预防和控制重大疾病的目的。同时,能够做到让百姓看病少走弯路,降低医保费用,改善医患关系并减轻医生的工作量。推动医学健康科普工作的发展,将在优化医疗资源,减少医疗成本及促进全民小康上发挥深远而重要的影响。

王江桥

2020 年 4 月

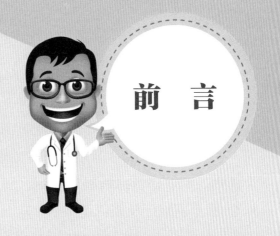

前　言

中国健康传播形象大使白岩松说："如果中国人的健康生活方式都很糟糕，相关健康知识了解很少，三四十岁开始不断进医院，我们多配一半医生也不够。"为了配合党中央、国务院《"健康中国2030"规划纲要》的顺利实施，推进健康中国建设，提升全民的健康意识和科学素质，需要引导民众掌握正确的医学常识，医学科普是民众掌握正确医学知识和健康生活方式的重要渠道，医学科普健康知识的传播能让百姓看病少走弯路、减轻医生工作量、改善医患关系、达到预防和控制重大疾病的目的。医学科普在优化医疗资源，降低医疗成本及实现全民小康上发挥深远而重要的影响。

医学超声是医、理、工相结合的一门临床学科，是现代医学领域三大医学影像技术之一。它包括超声诊断、超声治疗和超声工程技术，在预防、诊断、治疗、康复、监护和普查人体疾病中有较高的实用价值。其应用范围广，能实时动态清晰地显示人体各部位的内部结构，适用于临床医学中40多个三级学科，是临床各科室诊疗疾病的"第三只眼"。因其无射线，无损伤、无痛苦，价位低，不受体内金属限制，男女老少皆宜等优势已成为临床医学三大常规检查手段之一（血常规、尿常规、常规超声）。然而，现在发行的有关医学超声方面的书籍均是针对超声专业人士学习的工具书,缺少针对民众、医学院校学生及临床相关学科医生了解超声医学诊治常识的医学科普书。本书内容以人体的构造,如头、颈、胸、腹和四肢等为线索,针对民众最关心的82个超声常识问题,采用一问一答的互动方式展开叙述,用通俗易懂的文字解答百姓疑惑的常见问题,譬如:超声对人体有危害吗? 发现血尿怎么办? 乳腺疼痛是病吗? 脖上出个包怎么办等。每个问题的解答都包括病因(为什么会得病)、可能的危害、症状,如何检查,需不需治疗及如何预防等内容。在普及常规知识的同时,本书亦将现代医学中超声新技术向民众进行了科普推广,譬如:超声引导下肾穿刺活检术,这项检查虽然在临床应用已有近30年的历史,又是诊断慢性肾病的唯一方法,百姓的知晓率高,但依从性差,所以,有必要让百姓了解操作过程及是否有副作用等知识。

总之,本书是在有多年临床和科普经验的主编亲自设计、执笔并反复校验下,引领并指导科普团队的青年医生撰写的。采用了大众易懂的科普语言代替了专业词汇;插入近200幅形象生动的卡通图、示意图、超声图及解剖图,便于读者对文字的理解;利用高科技二维码技术,将文中的重点内容、相关知识及医学基础知识,制作成了56个具有生动性、趣味性、可读性及通俗性的视频资料。本书文字通俗,语言生动有趣,图画色彩吸引力强、并具有强烈的听视觉冲力,是民众防病治病的工具书,是青年医生撰写科普文章的辅导书,是医患沟通的教科书!

感谢同源文化有限公司崔钟雷先生及其团队为本书绘制的卡通图片,增加了本书的可读性及趣味性。

董晓秋　唐　芹

2020 年 4 月

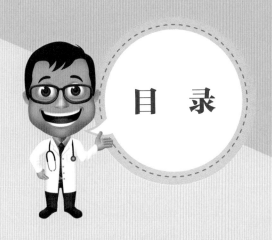

目　录

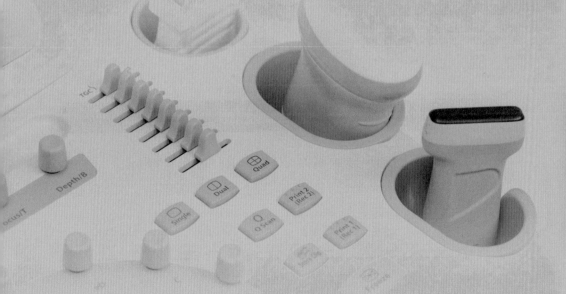

01

基础篇

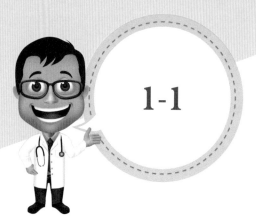

1-1

超声检查对人体有危害吗

现代医学中有三大用于探查人体内部结构的影像方法:电子计算机断层扫描技术(CT)、磁共振技术(MRI)及超声(US)。CT检查可用于全身所有器官,明确解剖关系,但有辐射,不适用于胎儿的检查,对浅表器官的检查也有一定限制;MRI检查对神经、血管、肌肉等软组织分辨率高且无辐射,但对体内留有金属或起搏器的人群禁用,检查费用高;超声检查具有无创、价格低廉、实时动态、不受人群及体位限制等独特优势,是临床三大常规(血常规、尿常规、常规超声)之一。

一、什么是超声

人耳能听到的声波频率为20~20 000赫兹,当声波的振动频率小于20赫兹或大于20 000赫兹时,人耳便听不到了,称为次声波或超声波。"超声"是超声波的简称,是指超过人耳听阈(频率大于20 000赫兹)的声波,它是一种机械波,无辐射,可以在任何组织中传播,如人体、水、空气等。产生超声波的仪器即超声检查仪,做超声检查时,通过与人体相接触的物体发出超声波,并接收人体内部的信号,从而形成图像,这个与人体接触的物体像一个探照灯,医学上

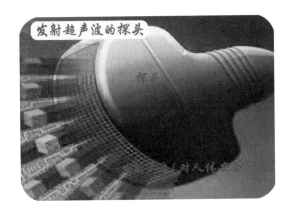

称为超声探头。超声波的利用在我们生活中是很常见的,如加湿器、理疗仪、声呐探测等。

二、超声检查的原理是什么

通常用于医学诊断的超声波频率为 1~40 兆赫兹。做检查时,需要超声探头发射声波进入人体,从而到达所要检查的脏器,超声波像"探照灯"一样在人体表面或内部发生反射、折射、吸收、衰减等物理现象,应用这些物理现象,将它所"看见"的"东西"转化成信号传回探头后,再转化为图像,在超声仪器显示屏幕上便能看见不同的"山水画"图像。图像形成的基础是其解剖结构,换言之"它"长什么样子,仪器就能形成什么样的图像,譬如:胎儿长什么模样,图像即可表现出什么样的形态,可以通过观察图像把异常的东西找出来。

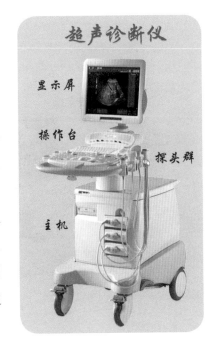

三、超声检查对人体有危害吗

实时动态的超声检查采用的是机械波原理,无创、无辐射、无噪音。可以不受检查时间的限制,因疾病需要连续进行扫查时其也是无害的。仪器在出厂时会进行严格的安全性检查,设定的安全阈值是无伤害的,譬如:怀了宝宝要做超声检查,宝宝十分珍贵,对外界伤害敏感,十月怀胎一直选用超声监测生长发育,而不选择 CT、MRI,也说明超声对胎儿几乎无伤害。但是,超声检查时,不可以对胎儿的眼睛等敏感部位持续性扫查 3 分钟以上。

总之,超声是频率超过人耳朵听阈的一种机械波,是无辐射、无害的,可用于老幼妇孺及特殊群体等等所有人群的体检和筛查,并可用作治疗的随访手段,不受检查时间长短的限制,可反复应用。但是,超声对于骨骼及肺脏等骨性及含气脏器的检查效果不理想,检查结果的准确性不高。

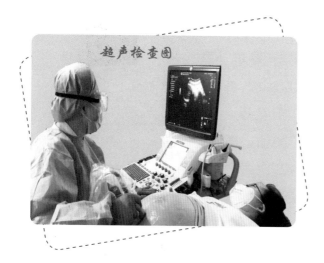

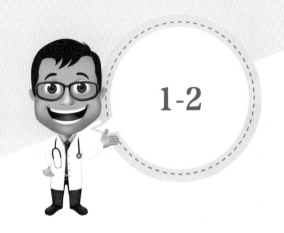

1-2

彩超"彩"在哪

　　超声机是用来探查人体内脏结构是否发生了病变的首选的最有用的仪器,可分为 A 型超声和 B 型超声。其中 A 型超声发明于1920 年,它是通过一条线的变化来分析人体某个脏器是否有问题。1950 年,B 型超声出现了,它能够通过黑白图像的不同变化来判断人体脏器的各类疾病。随后,1983 年,世界第一台彩色超声诊断仪(简称彩超)在日本问世了。彩超比黑白超声多了一样技术,这项技术被称作为彩色多普勒。应用这项技术能够观察人体内移动的结构,主要是血管内的血液。它能够根据颜色判断血流的方向,根据亮度判断血流的快慢,还能通过曲线测量血流的速度。

一、什么是彩超

　　人体内除了相对固定的实质脏器还有流动的血液。任何脏器包括病灶都需要血管运送血液提供养分,如果没有血液供应,任何脏器都无法生长发育。很多患者看到"彩超"两个字就会很自然地联想到"彩色电视",认为彩超的图像应该像生活中电视上显示的那样,是五颜六色的。但事实上,彩超的真正含义并不是字面上所理解的

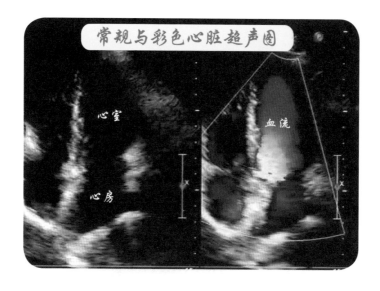

那样。这里的"彩"字在医学上是"彩色多普勒"的简称,是一种超声的成像技术。常规情况下,检查脏器病变形成的图像都是黑白的,当检查血管时,在黑白图像上增加这项技术,图像就变成了彩色的。

二、彩超中的"彩"有几种颜色

人体内有两套血管系统,一套是将血液从心脏运送到全身的动脉系统;另一套是收集躯干四肢及头部的血液回流到心脏的静脉系统,由此构成一个封闭的环路,保证血液沿着它自己的路线行走,如果血管不破,血液就不会流到血管外面来。彩色多普勒技术主要用红色及蓝色来表示人体中的血液,颜色的不同能够帮助超声医生分辨血液向哪个方向流动;如果血液的流动方向朝向探头流动,那么所探测到的彩色就是红色的,如果血液的流动方向背对着探头,所探测到的彩色就是蓝色的;不流动的或微动的血液则没有颜色,因此,红色、蓝色与动脉、静脉的分类无关。颜色越鲜亮,就说明这里血液流

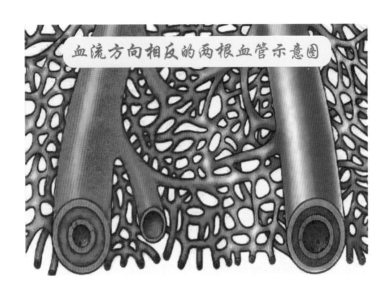

血流方向相反的两根血管示意图

动的速度要比其他地方血液流速快,颜色越暗淡,就说明血液流动的速度越慢。

三、彩超都能干什么

多普勒技术可分为彩色多普勒、频谱多普勒及能量多普勒。彩色多普勒是用颜色和形态来观察病变,主要用于观察血管粗细,是否有狭窄、动脉粥样硬化;血管在脏器或病变部位的多少、粗细、走行、分布;频谱多普勒是用波形判断病变,能够测量血管内血液流动的快慢、流动的方向及血流阻力;能量多普勒通过检测血管内红细胞的个数及走行来判断病变,主要用于观察人体脏器或病变中的微小血管的情况,甚至老年动脉硬化斑块内的微血管也能看到。譬如:当彩超观察到有些患者血管中血液出现倒流,也就是血流方向与正常人相反,这就提示了血管瓣膜的关闭功能出现了问题;在先天性心脏病患者中,根据血流的方向、部位发生的异常情况,彩超可以追踪到心脏壁及间隔上的缺损,也就是俗称的"破口";针对肾衰竭的患者,如果彩超难以探测到血流信号时说明肾脏病情严重了。

总之,彩超能够弥补黑白超声不能显示彩色信号的不足,常用于观察心脏、血管、脏器供血及肿瘤滋养动脉的多少和走行。从仪器性能来讲,彩超对疾病的查找能力明显优于黑白超声。大部分脏器如果发生了病变都会出现血管的相应变化,应用彩色多普勒技术能找到更多的诊断疾病的信息,为疾病的诊断及治疗提供有效的依据。

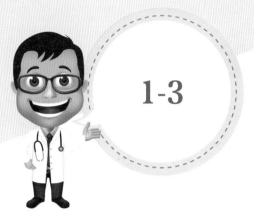

1-3

超声检查时"涂"的是什么

到医院进行超声检查时,超声医生在检查前会在受检者身上涂一种像"果冻"一样的东西,这种"果冻"样的东西,医学上我们称之为耦合剂。医用的耦合剂是新一代水性高分子凝胶,主要由甘油及纯化水等组成,是一种无色、无味、透明的黏稠液体,酸碱度为中性。它具备超声检查所需要的声学传递特性、组织相容性、无细胞毒性、无腐蚀性、热稳定性等特点。

一、为什么要用耦合剂

如何让探头发射的超声波顺利到达它想去的地方为医生服务,是超声检查的第一道"关卡"。人的皮肤是会"呼吸"的,皮肤上成千上万个细小毛孔内有一些令人难以察觉的空气,它会阻碍超声波传入人体,这时就需要耦合剂来填充毛孔,替代探头与皮肤之间的空气。当使用探头为受检者检查时,需要不停地移动探头,耦合剂还起到"润滑液"的作用,以减小探头表面与皮肤之间的摩擦,使探头能灵活的滑动,提升患者的舒适感。

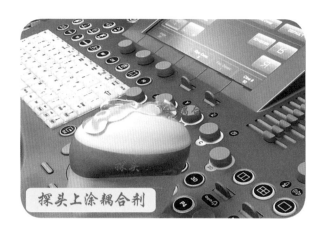

探头上涂耦合剂

二、耦合剂对超声图像有影响吗

　　人皮肤表面的微量空气,影响超声波的穿透,一旦超声波受到气体颗粒的影响,超声能量会减少,到达病灶的能量也会减少,医生看到的图像就会模糊不清晰,得出的诊断就不准确了。通过耦合剂的"连接"作用,可以减小超声能量在皮肤上的反射损失,进入体内的超声波多一些,图像上的信息也会多一些,可以更好地帮助医生诊断疾病。所以,耦合剂的多少对超声图像是有影响的,适当的耦合剂才能得到理想的图像,才能提高诊断的准确率。

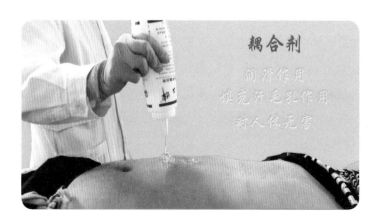

耦合剂
润滑作用
填充汗毛孔作用
对人体无害

三、耦合剂对人体有危害吗

前面说到医用耦合剂的主要成分是甘油和水,是中性的。主要作用是帮助探头发射的超声波全部顺利进入人体而不损失,虽然黏黏的,但是黏附力低,容易擦掉,不污染衣服,干燥后不留痕迹;同时,耦合剂无细胞毒性,亦对人体皮肤无害,不腐蚀或损坏探头。在医学上,耦合剂的应用比较常见,譬如:产科为产妇进行胎心监测时,也会用到耦合剂;医生为患者做心电图或脑电图时都会用到。所以,耦合剂对人体无危害。

总之,超声探头与皮肤之间的空气将阻碍超声波传入人体,为获得清晰的图像,必须使用耦合剂。耦合剂是一种无色透明液体,作用是帮助超声医生更好地为患者进行检查。它的成分是安全和无毒的,对儿童、孕妇都无害。因此,超声检查时涂抹耦合剂,我们无需担心、害怕。也不污染衣物,无意中沾染衣服后,用冷水加洗衣液清洗即可。

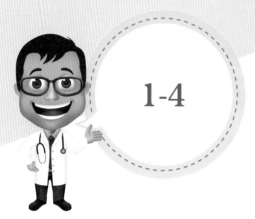

1-4

超声检查前需要做哪些准备

人们到医院无论是做检查或常规体检，可能知道抽血化验必须空腹，然而殊不知除了抽血化验，胃肠镜及超声检查等项目也需要空腹。此外，有些超声检查项目需要憋尿才能进行，在超声检查前可以饮用纯净水或无蛋白质的饮品，无糖尿病者可饮用含糖液体，糖有利尿作用，可以让患者在短时间内膀胱充盈尿液。掌握这些常识就可以根据自身情况适当进行准备，以缩短等待和检查的时间。

一、哪些检查需要空腹

首先，需空腹检查的项目最常见的是肝脏、胆囊、脾脏、胰腺等消化系统检查，肝脏产生的胆汁储存在胆囊内，胆囊在空腹（8小时以上）时，呈最佳充盈状态，在胆汁的衬托下，胆囊内部结构可清晰显示。进食后，尤其是吃了含蛋白质类的食物，胆汁会排泄到肠道以消化食物，空空的胆囊像一个干瘪的"茄子"，里面是否有病变，超声不能清楚地探查。此外，超声受气体影响较大，进餐后食物经过胃肠道可产生较多的肠气，严重影响图像的清晰度，图像不清楚需要配合鼓肚子、憋气、改变体位等必要的辅助手段，如再看不清，检查就失败了。

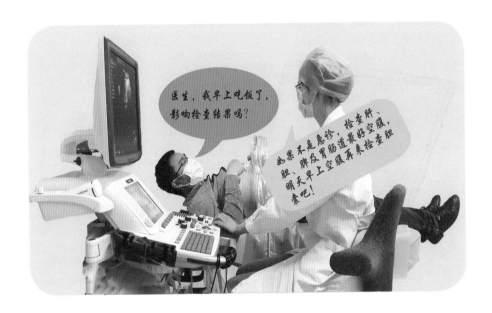

二、哪些检查需要憋尿

　　双肾、膀胱、前列腺疾病首选超声检查,需要适量憋尿。膀胱位于下腹部盆腔当中,自然状态下,其前方被肠管覆盖,肠管内气体的干扰使得超声无法穿透,想要看清楚其后方脏器是否有病,必须挪开肠管,只能通过憋尿使膀胱体积增大,才能将有气体的肠管挤到两侧,通过这个充满"透明"液体的"小窗口",医学上称之为声窗,这种条件下,就能看清楚膀胱内及其后方的器官了,譬如:女性的子宫、男性的前列腺等。此外,早孕期的女性亦需要适度充盈膀胱,才能看清楚藏在子宫内的妊娠囊及小胎儿。

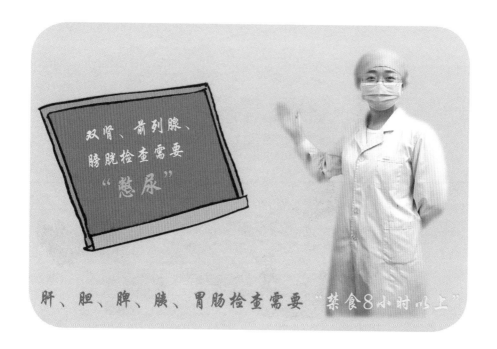

双肾、前列腺、膀胱检查需要"憋尿"

肝、胆、脾、胰、胃肠检查需要"禁食8小时以上"

三、哪些特殊的检查后不建议即刻做超声

　　到医院就诊,医生会开一些相关的检查及化验单,患者可能不清楚检查的顺序,不小心先做了胃肠造影、胆系造影、胃镜及结肠镜等,做了这些特殊检查后应用的造影剂及产生的胃肠道气体会干扰超声图像质量。因此,通常应在X线胃肠造影三日后,胆系造影两日后再做超声检查(急诊除外);胃镜、结肠镜检查者需两日后再做超声检查;腹部胀气明显的患者,可服用促消化药物三日后检查。建议:无论医生开什么检查先选择做超声检查及抽血项目,不仅仅是以上原因,也因为超声检查对其他检查无影响,且做超声检查人数或项目多,相对需排队时间长。我们可以合理安排检查的顺序,以避免不必要的麻烦,节约检查时间。

四、哪些超声检查前无需做准备

超声检查范围广，"从头到脚"的各种器官均可以进行超声检查，譬如：颜面上的眼睛，颈部的血管、淋巴、甲状腺及涎腺，胸部的乳腺、心脏、胸腔，腹部的肝、胰腺、脾、肾脏、肠管，四肢的血管、关节以及胎儿等，哪怕是身体某个部位长个"包"，均可以用超声检查，仅检查这些器官应该无需做特殊准备。此外，对于急诊患者，由于病情危急，做超声检查无需进行检查前准备，尽量保证随到随查，以患者安危为首要任务。

总之，超声检查前需要根据检查的项目进行检查前准备，肝胆脾胰等消化系统常规要空腹，泌尿系及妇科检查要适当憋尿。女性妇科检查最好选择无需憋尿的经阴道超声检查；无需憋尿的经直肠超声检查是男性检查前列腺或未婚女性检查子宫及卵巢的最佳方式。如果，同时有消化系统和泌尿系统的超声检查，在空腹的条件下可以饮用液体，但不能吃固体食物。适当进行超声检查前的准备工作，能够帮助您快速完成超声检查，得到精准的结果。

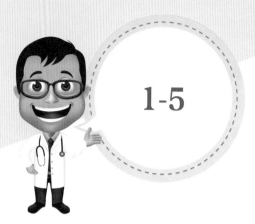

常规超声都能检查什么部位

人体的结构是按系统分类的,包括呼吸系统、消化系统、内分泌系统、免疫系统、血液循环系统、神经系统、泌尿生殖系统、运动系统八大系统。譬如:食管、胃及肠道属于消化系统;甲状腺、乳腺、腮腺等属于内分泌系统;淋巴结属于免疫系统;心脏、血管属于循环系统;肾、输尿管、膀胱、前列腺、子宫及卵巢属于泌尿生殖系统;骨、关节、骨骼肌等属于运动系统。但不是所有的系统都可以做超声检查,因此,按超声探头的作用大致分类有:浅表器官超声检查、心血管及四肢血管的超声检查、腹部脏器的超声检查、妇产科的超声检查。

一、浅表器官超声能检查哪些部位

2岁以内囟门未闭的小儿,通过囟门这个小通道或颞窗(俗称太阳穴)观察小儿的脑室结构变化,超声检查逐渐成为新生儿颅脑检查的主要方式;甲状腺、乳腺、涎腺、淋巴结、浅表包块、肌肉、神经及关节统称为浅表器官,浅表超声是发现其内肿物及炎症等病变的首选方法,可以依据病灶的各种超声表现特征判断其病变的性质及来源。其中,肌骨超声是近年来新兴的检查项目,应用高频超声探头实现了清晰显示人体肌肉、肌腱、韧带及周围神经等浅表软组织结构的目标,同时亦可以判断这些结构是否发生了外力作用下的运动性病变。

二、心血管系统超声检查能看什么

正常生理状态下,心脏与血管相连,在人体内形成了一个闭合性的通路,所以统称为心血管系统。超声检查可以观察心脏的位置、测量各心室腔的大小、评估心脏的功能及血液在心腔内的流动状态。可以观察与心脏相连的大血管的走行、血管的起源、粗细、硬化及血流情况,判断狭窄程度。还可以观察头颈、躯干及四肢的动脉、静脉的内部结构、管腔粗细、血流方向、血流速度及其他情况,可以观察静脉瓣的功能,是否存在炎性病变及血栓等异常情况。

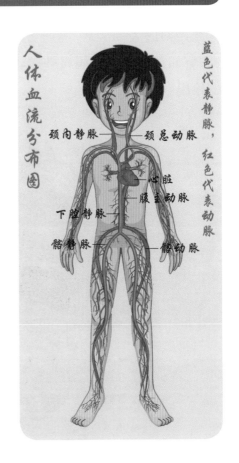

人体血流分布图

蓝色代表静脉,红色代表动脉

颈内静脉——颈总动脉

心脏

腹主动脉

下腔静脉——

髂静脉——髂动脉

三、胸、腹部超声能检查哪些部位

超声可以清楚显示胸腔内存在的积液并对积液量进行评估,观察肺实变的程度及是否有占位的存在,还可以用于引导诊断性穿刺或治疗的过程。腹部超声可以检查腹部实质性脏器及空腔脏器:①实质性脏器有肝、胰、脾、双肾、前列腺等,观察各种脏器的外形、内部变化及其与周围组织的关系等,通过观察结构的变化,以确定脏器是否有炎症或肿瘤等病变。②空腔脏器指的是胃及肠道,空腔脏器检查时,需服用胃肠助显剂以消除胃肠内的气体及黏液的干扰,当胃肠助显剂充满整个胃部时,可以找出肿瘤或胃溃疡等病变。③超声对腹腔内胆囊、膀胱等含液器官的检查清晰性及准确性均较高,譬如:胆囊结石、胆囊肿瘤、膀胱结石及膀胱内肿物等都可以准确的检出。

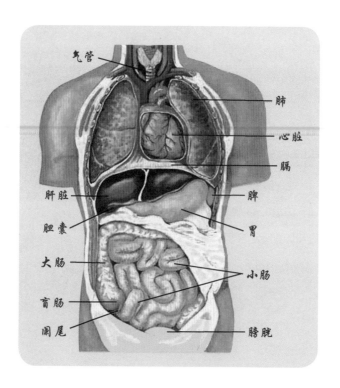

四、妇科、产科超声检查能看什么

超声可以经腹或经阴道观察女性盆腔器官,女性盆腔的主要器官有子宫、卵巢。超声是妇科疾病检查的首选方法,经腹部超声检查

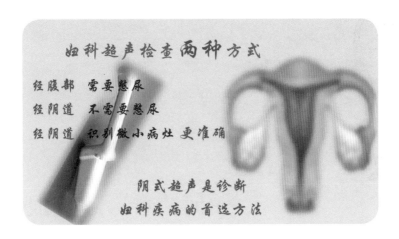

需要憋尿,而经阴道超声不需要憋尿并且更准确,可以查找出"小病灶"。孕妇作为一个特殊的检查群体,对检查手段要求严格,而超声无创、可反复操作的优势,使其成为了胎儿畸形筛查的主要的首选的检查手段,产前超声可以看到胎儿各阶段的生长发育情况,准确查出胎儿是否有异常。

总之,常规超声检查无创、无辐射、方便、价格便宜、应用范围广泛,是临床检查疾病的首选方法,号称"三大常规"之一。超声检查会最大限度地帮助临床做出诊断,但超声检查也有一定的局限性,需要临床医生结合其他检查来综合分析病情。如果不能明确诊断,医生会建议下一步做一些相关的检查,譬如:超声造影、超声弹性成像、CT、MRI 等。所有检查的规律是由无创伤→有创伤,从价格便宜→价格昂贵。

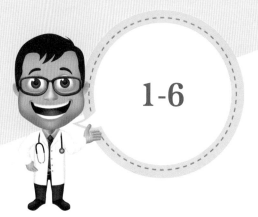

如何"看"超声报告单

超声报告通常分成基本信息、超声表现及超声诊断三个部分。基本信息包括患者的姓名、年龄、门诊号、检查日期、既往病史及临床初步诊断等内容。超声表现包括文字及图片,文字主要是超声医生用专业术语对检查部位及脏器正常结构及异常病变的描述,并配以典型图像。超声诊断是对检查部位超声所见的总结,也就是超声结论。

一、基本信息有什么

超声所需的基本信息有受检者的姓名、年龄、门诊号、检查日期及临床初步诊断等内容。其中年龄、检查日期及临床初步诊断对超声医生的提示意义重大。不同的年龄段有不同的高发病,譬如:动脉粥样硬化是中老年人的常见疾病,但却很少发生在青少年身上,儿童更是罕见。而有些疾病却常发生于儿童,譬如:小儿肠套叠一般好发于 4 岁以前的儿童,而成年人罕见肠套叠的发生。有些慢性疾病需要定期随诊观察疾病的进程及发展情况。譬如:乙型肝炎、胆囊炎、甲状腺良性结节,临床医师可以根据不同检查日期的超声报告单,帮助受检者分析疾病的发生、发展状况,制定精准的治疗方案。

彩色多普勒超声检查报告单

超 声 号：2009110007　　　　　　　　　　　　　　来 源：门诊

姓 　名：王某某　　性 别：女　　年 龄：37 岁　　申请科室：超声介入门诊

病 历 号：　　　　门诊号：0405779461 病床号：　　申请医生：张某某

检查部位：肝胆胰脾；双肾 膀胱；子宫附件

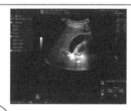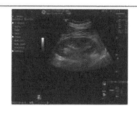

超声所见：

　　肝脏左叶6.9cm×7.2cm，右叶斜径13.4cm，被膜平整，实质回声细小密集，远场略衰减，肝内管状结构清晰，门静脉1.0cm，血流正常。胆总管上段内径0.4cm。
　　胆囊大小约为6.2×2.6cm²，壁连续光滑，不厚，内部透声清晰。
　　脾厚3.0cm，被膜连续光滑，内部回声均匀。
　　胰腺大小形态正常，实质回声均匀，胰管不扩张。

　　左肾大小10.2cm×4.5cm，被膜平整，实质回声均匀，实质与集合系统界限清，集合系统排列规则，下极可见强回声光斑，直径约0.5cm，后方伴声影。
　　右肾大小10.3cm×4.7cm，被膜平整，实质回声均匀，实质与集合系统界限清，集合系统排列规则。
　　双侧输尿管未见明显扩张。
　　膀胱充盈良好，壁光滑，不厚，内透声清晰。

　　子宫大小7.5cm×4.2cm×5.4cm，形整，前倾，前壁可见低回声结节，大小1.0cm×1.0cm，边界清晰，形态规则，未见明显血流信号，余肌层回声均匀，内膜厚0.9cm，内膜线居中。宫内节育器位置正常。
　　左卵巢大小3.4cm×2.2cm，其内未见异常回声。
　　右卵巢大小3.5cm×2.3cm，其内未见异常回声。
　　盆腔未见液性暗区。

超声诊断：

　　轻-中度脂肪肝
　　左肾结石
　　子宫肌瘤（肌壁间）
　　胆囊、脾、胰腺、右肾、膀胱、双卵巢正常范围声像图
　　建议：结合临床 随诊观察

报告时间：2020-07-27　　　　　医师助理：刘瑞松　　　　　检查医师：董晓秋

二、超声表现常用的文字有哪些

超声表现中对正常脏器及病变部位文字描述的常用术语有：大小、形态、包膜、边界回声、内部回声及血流信号等。回声是指在超声图像上表现为白—灰—黑的颜色，通过不同的颜色，可以区别脏器的正常与异常。譬如：肝囊肿在中等回声的肝脏上表现为低至无回声的圆形占位。人体内部的脏器在没有疾病时都是正常大小，一旦发生病变，脏器的大小就会同时发生变化。譬如：肝炎、肾炎使脏器增大，而肝硬化、肾衰竭使脏器逐渐变小。人体正常的脏器表面都有层包膜，以保护脏器不受损伤，有一些肿瘤也有包膜生长，按一般规律推断，有完整包膜的肿瘤常常为良性的。血流信号是对正常脏器及病变部位血管分布情况的描述，良性肿瘤一般血管走行正常且分支较少，而恶性肿瘤一般血流丰富、血管杂乱、粗大。

三、超声诊断是如何形成的

实际上，超声诊断是对超声表现的高度概括和归纳总结，是超声报告单的核心部分，是临床医生对超声报告中最关注的内容。超声诊断分为阴性结果和阳性结果。阴性结果的字样通常为：双肾正常声像图，子宫及双卵巢未见异常等。而阳性结果通常可以分为两种：①诊断明确的结果，就是超声图像具有典型特征，可以得出明确的超声诊断。譬如：肝囊肿、胆囊结石、腹腔积液等。②部分诊断明确的结果，"同图异病（不同的病变可以出现相同的超声图像）和同病异图（同样的病变出现不同的超声图像）"是超声工作中经常遇到的情况，因为超声图像的表现没有典型特征，因此，不能完全肯定或难以充分肯定是什么病。譬如：是否有肝炎、肾炎，结节为良性还是

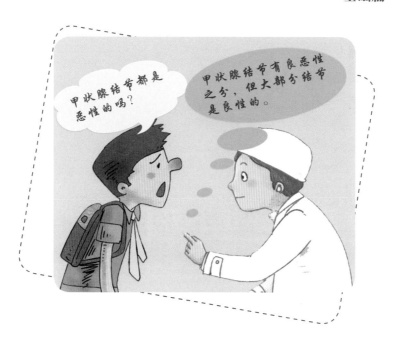

恶性等,超声诊断就表述为:xxx 可能性大,不除外 xxx 可能。在这种情况下有经验的超声医生可能给出 CT/MRI、超声造影、超声弹性成像及超声活检等相关的进一步检查方法的建议。

总之,超声检查是临床常用的辅助检查之一,超声报告单主要是给临床医生看,患者如果不能理解其意义,可以在临床医生的指导下了解自己的状况。如果患者具有一定水平的医学常识,对超声报告单上的描述能够理解,可以自己了解病情并与以往的检查结果相对比,做自己健康的第一责任人。最后提醒朋友们,尤其是患慢性病的朋友,保存好所有的超声报告单及医疗文档,日后就诊及复查时一定要随身携带。

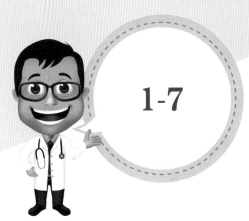

1-7

超声能检查出所有的病吗

人体的组成大致可以分为两大类:硬的是骨骼,软的是肌肉与脏器。超声检查适用于所有人群并且检查范围非常广泛,是一种有效的检查软组织的方法。然而,超声检查的准确性受多方面因素的影响,譬如:超声仪器的质量、人体的原因、超声医生的经验等。很多

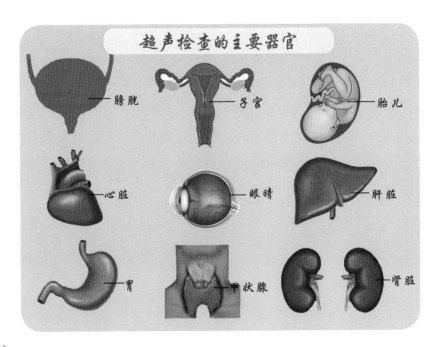

超声检查的主要器官

膀胱　子宫　胎儿

心脏　眼睛　肝脏

胃　甲状腺　肾脏

患者对超声检查有一些误解，认为超声检查能查出所有的病。然而，超声检查结果正常，不代表机体就没有问题。

一、超声仪器影响疾病的探查吗

不同的仪器检查病变的能力是不同的。超声仪器多种多样，有腹部机、心脏机、妇产机、全身机等，配有检查不同脏器所需的探头。不同机型侧重观察的内容也不同，就像我们人一样，每个人所擅长的不一样，只有仪器的观察内容与患者检查内容相匹配，仪器才能更好地发挥。超声仪器有一定的分辨率，即分辨病灶的能力，不同的仪器分辨率不同。譬如：一堆大米，扔进一粒黑豆，就很容易挑出来，然而，区别长得一样的双胞胎就很困难。低档超声仪的分辨率不如高档超声仪。如果异常病灶不够大，与正常组织的差别小，分辨率低的超声机就会忽略病灶的存在，超声图像就不能显示病灶，而表现为正常的图像。

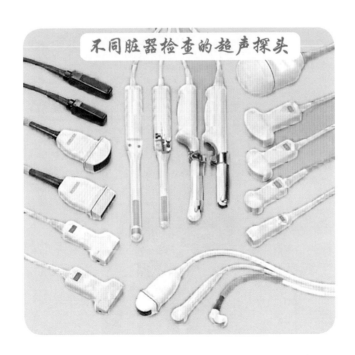

不同脏器检查的超声探头

二、人体是如何影响超声检查结果的

　　不同人体的皮下脂肪、水分、脏器的细胞等因素对超声图像质量及超声检查结果均有不同程度的影响,从而导致超声诊断结果的准确性不同。通常情况下,超声波在人体内传播,随着传播距离的增加,会发生能量的衰减。对于较胖的受检者或超重的孕妇,超声波要穿过厚厚的脂肪层,能够跑到终点的超声波太少了,屏幕上接收的"有用"信号就少,形成的图像就不准确,这将会影响超声的诊断结果。譬如:一个"瘦人"的肝上长了一个小结节,超声图像能清晰显示出来病灶;而一个"胖人"的肝上长了同样大小的结节,在超声图像上就可能找不到它。超声波也怕骨头及气体,超声对骨骼、肺脏及肠管内病变及其后方的病变检出率较低。因为,当超声波遇到气体和骨骼时,声波就会反射回探头,探头不能接收到骨骼及气体后方的

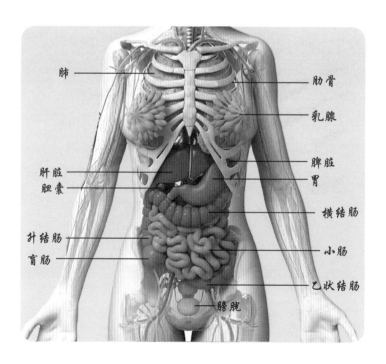

脏器及病变的信号,就会发生漏诊现象(人体存在病灶,但超声没发现)。譬如:胆囊结石相当于骨骼,超声总是会看到它的长径呈半月形,不会看到它的前后径,因此,医生通常只说结石的直径是多少,而不说结石的大小和内部回声。

三、医生的经验影响超声检查结果吗

超声是一种实时动态的检查方法,需要检查医生凭借手法及经验进行扫查并识别病灶,检查过程及结果非常依赖超声医生的专业技术水平和经验。不同级别的医生扫查切面不同,发现及判断病变的能力及水平也不同。超声检查有时会有一定的盲区,有经验的医生可以改变扫查切面及手法,让要检查的脏器更加全面地显示。超声不是"看图说话",也需要医生根据大量的医学知识来分析图像,才能提高诊断结果的准确性。未来人工智能的推广应用,协助经验少及级别低的医生识别超声图像,可以大大缩小医生之间诊断水平的差距。此外,超声诊断是对患者做检查这一时间段的身体状况的描述,不代表接受检查后长时间以后的身体情况。

四、超声能检查出炎性病变吗

简单地说,人体有两大病变:肿瘤和炎症,超声对肿瘤的检出率是很高的,但是,对于炎性病变的早期诊断较为困难。如抽血化验已明确诊断有肝炎、肾炎,而在早期肝脏、肾脏损害没有引起大体结构上的明显变化时,可表现为与正常组织一模一样,只有病变进一步发展变得严重了,才能被超声发现。譬如:有尿频、尿急、尿痛,甚至是血尿症状的膀胱炎患者,有时可能仅表现为尿化验指标的异常,超声检查没有任何异常,只有进一步发展了,超声能看到膀胱壁厚了,超声才能诊断为膀胱炎。所以,超声对轻度炎症的检出能力是有限的,患者有相关症状不仅要做超声检查,而且,要结合血液化验指标才能得出正确的诊断。

总之,超声检查因其简便、无创、价廉、实时等特点具有很大优势,但也受一些客观条件的影响,如仪器分辨率、扫查盲区、操作医生的经验及规范性、患者胖瘦、肺气干扰、体位等,只有正确认识超声检查的局限性,才能更好地理解超声结果对临床的指导意义。

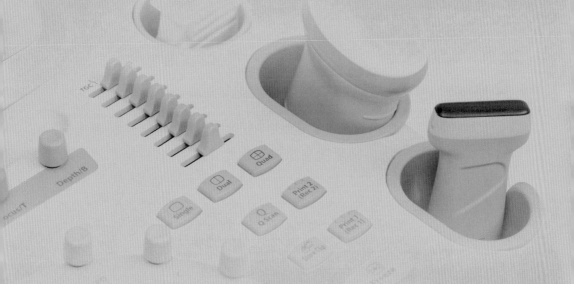

02

新技术篇

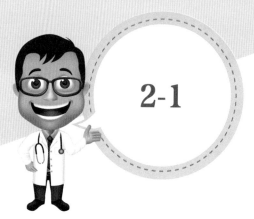

为什么医生让我做超声造影

超声检查是目前最常用的影像检查手段之一,因其实时动态、操作灵活、无射线、检查费低等优点常常被作为首选的检查手段。通常患者去医院看病,医生会根据需要为其开肝、胆、脾、肾、妇科等常规超声检查来诊断有无形态、结构方面的异常。常规超声检查能够发现很多常见病,但对于少见、疑难病用常规超声检查可能会难以诊断,超声造影便是用于确诊的一项新技术。

一、超声造影有什么优势

超声造影又称声学造影,是利用超声造影剂使脏器或病变出现后散射增强的效果,以明显提高超声诊断的分辨力、敏感性和特异性的技术。超声造影能有效地增强实质性器官的二维超声影像和血流多普勒信号,反映和观察正常组织和病变组织的血流灌注情况。其分辨力明显高于常规超声,常能够发现 2 毫米的微小病变,可达到对病变早期发现、早期诊断、早期治疗的目的,相当于增强 CT 的作用。然而,超声造影又不同于静态的增强 CT 片,其最大的优势就在于可以不间断地、连续地观察造影气泡进入及走出脏器或病变的整个动态的过程。通过观察病变的造影模式判断病变的良、恶性，譬如：常规超声发现肝脏小结节，无法确定良、恶性，通过超声造影观察造影剂进出结节的方式及快慢，就能判断结节的良、恶性，"快进快出"模式为恶性，"慢进慢出"为良性。此外，因超声造影剂几乎不发生过敏反应、无需做试敏、检查仪器无辐射、价格低、可重复多次检查等优点，可以针对不同部位检查的需要选择多次超声造影。

二、超声造影剂对身体有没有伤害

超声造影所用的超声造影剂又称声学造影剂，超声造影剂经历了几次更新换代。目前，最常用的超声造影剂是进口的声诺维（SonoVue），其主要成分是六氟化硫（SF6）微气泡，直径为 2~10 微米，相当于红细胞大小，只要有血管的部位均可进入，且气泡内为惰性气体，对人体肝脏、肾脏、脑组织等脏器无任何损伤，最终经肺部呼吸作用呼出体外（15 分钟后几乎全部排出），对人体不会产生毒副作

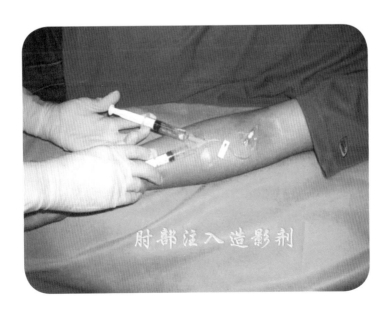

肘部注入造影剂

用。超声造影剂不同于增强CT造影剂,增强CT造影剂需要做试敏。两者的方法均是通过肘部静脉注射造影剂,不同的脏器病变需要不同浓度及不同剂量的造影剂。

三、超声造影能诊断什么病

超声造影在人体的应用十分广泛,几乎可以应用于全身浅表软组织及胸、腹部实性脏器,通常临床应用范围:面部、颈部、胸壁、腹壁、四肢可以摸到的包块,超声探头放在包块上就可以通过超声造影看到它的血管分布特征;观察超声造影剂的通过情况可以判断心脏有无间隔缺损或瓣膜疾病;通过超声造影观察肿瘤的边界及包膜,造影剂进出的快慢、多少等超声造影特征可以帮助超声医生诊断甲状腺、乳腺、肝脏、胆囊、脾脏、肾脏、子宫、卵巢等实性脏器肿瘤的良、恶性。譬如:甲状腺结节的良、恶性鉴别,常规超声检查确诊率仅有50%左右,通过超声造影后,正确诊断率可以提高到90%左右,可

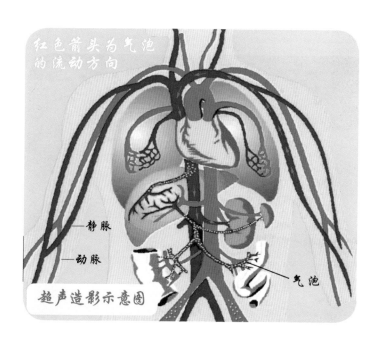

超声造影示意图

以替代一部分有创的不必要的穿刺活检。超声造影还能找出常规超声不易发现的早期小肾癌或小肝癌。目前,很多现代女性想要孩子却不能怀孕,可以通过超声造影观察输卵管走行、是否堵塞,以找出不孕的原因,同时加以治疗,大大提高了女性的受孕概率。常规超声联合超声造影可明显提高疾病的诊断率。

总之,常规超声是百姓体检和查找疾病的首选方法,应用广泛,几乎可以应用于除骨骼、肺脏以外的全身脏器疾病的诊断。对于一些常规超声难以诊断的疾病,医生会建议您做超声造影进一步检查,超声造影检查无射线、无任何创伤且诊断效果媲美增强 CT。因此,选择无创、无射线的超声造影检查,您无需有任何顾虑。

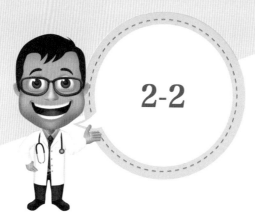

三维 / 四维超声是什么

在百姓心目中,超声由低级到高级是这样区分的:B超、彩超、三维 / 四维。老百姓普遍认为三维 / 四维一定比彩超高级。近年来,三维 / 四维超声检查也成了某些以营利为目的的医院自我宣传的"噱头",导致一些准妈妈们认为三维 / 四维超声检查才是诊断宝宝是否健康的最佳手段。

一、什么是三维 / 四维超声

B超、彩超、三维、四维超声并不是独立存在的,其实所有超声仪的基础都是B超,也叫二维超声。在二维超声的基础上加入了用红蓝色彩标记血管血流方向和速度的多普勒技术后,就称为彩超。在二维及彩超的基础上增加了一种特殊探头——容积探头,这种探头能够同时采集一个部位的多幅二维图像,再将多幅二维图像叠加在一起就形成了三维立体成像,就是三维超声。三维超声技术进一步发展,通过添加"时间因素",让静止的三维图像随着时间的推移而动起来,这种动态三维超声又称为四维超声。

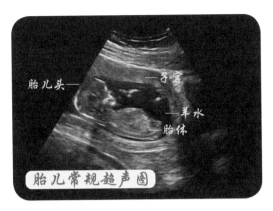

胎儿常规超声图

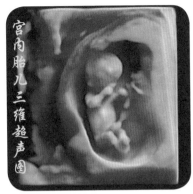

宫内胎儿三维超声图

二、三维/四维超声能做什么

百姓多认为三维/四维超声主要用于胎儿检查,但其实三维/四维超声还可以应用于妇科、腹部、浅表组织、心血管等众多领域。目前,三维/四维超声的主要成像方式有三种:表面成像、透明成像、骨骼成像。表面成像用于观察脏器及病变的表面形态,多用于胎儿畸形的筛查、子宫先天性畸形、节育器位置异常、配合超声造影剂观察输卵管是否通畅、先天性心脏病、心脏瓣膜病等;透明成像用于观察脏器及病灶内的血管结构,可判断肿瘤与血管的关系及肿瘤内部血管分布及走形;骨骼成像主要用于胎儿四肢骨骼、脊柱及肋骨的成

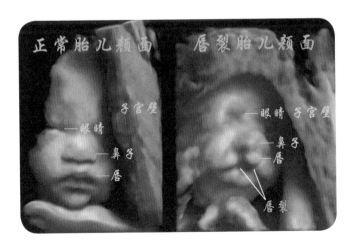

像。在某些方面三维超声成像的效果可与昂贵的核磁成像媲美。

三、如何选择三维/四维超声

并不是所有部位的超声检查都适合做三维/四维超声,三维/四维图像的清晰与否取决于二维图像的清晰度及对比度。具备三维、四维功能的超声仪一般都是高端仪器,检查费用也高于常规二维超声。临床上,通常采用常规超声检查肝脏、胆囊、脾脏、肾脏、子宫附件、心脏、血管、甲状腺及乳腺等脏器,二维超声及彩色多普勒检查大多可以对常见病及典型疾病做出正确的疾病诊断。当病变与正常组织不易区分、需要通过观察血管进行鉴别诊断或需要观察病变整体结构时,才需要增加三维、四维超声检查,譬如:是否存在子宫内膜息肉、胎儿是否有畸形、子宫是否有先天异常等病变,三维/四维超声具有较高的诊断价值。

总之,二维超声检查是三维/四维超声成像的基础,三维/四维超声是二维超声检查的辅助方法,在产科胎儿畸形检查、妇科肿瘤及子宫先天性异常等方面确诊率较高,临床应用较成熟,也可在某些方面替代价格昂贵的 CT、核磁。但三维、四维超声并不是无所不能,也有其局限性;其成像质量与患者自身条件,不同脏器的位置与结构,病灶的大小、位置、结构,以及医生的经验和手法等关系密切。此外,在选择超声检查时大可不必盲目迷信三维/四维超声检查,可在医生的指导下先进行常规彩超检查,如需进行三维/四维超声检查时,超声医生会给予患者相应的建议,患者遵从医生的建议即可。

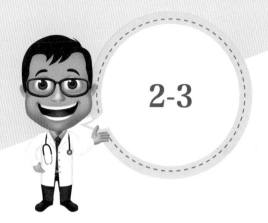

弹性超声干什么用

人们常说的"做超声"是指常规超声检查,不需要任何辅助东西,直接通过人体皮肤和腔道观察疾病,但有些疾病常规超声是不能确诊的。如甲状腺结节是良性还是恶性,常规超声检出率很高,但确诊率偏低。如慢性肝病者肝脏损伤程度,常规超声也是很难评估的。随着弹性超声的问世,以上难题就有了可以解决的渠道。

一、什么是弹性超声

弹性超声是利用生物组织的弹性信息帮助诊断疾病的一种新技术。其基本原理是根据各种不同组织(正常及病变)的弹性系数不同,在加外力或交变振动后,其应变(主要为形态改变)亦不同。是根据人体内脏器硬度的不同,收集的不同信号被以灰阶或彩色编码编辑成像。有实时超声弹性成像、实时剪切波弹性成像、声脉冲辐射力成像和瞬时弹性成像四种方法。最常用的是实时超声弹性成像,通过给病灶加压,看病灶形态变化程度,如果外形变化大视为软的病灶,外形变化小视为硬的病灶。亦可以借助图像色彩区别病灶的软硬度,譬如:红色代表病灶硬,蓝色代表病灶软,或者红色代表病灶

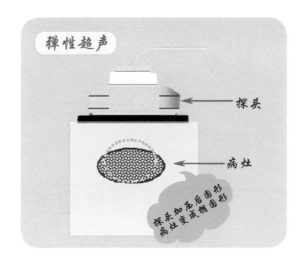

软、蓝色代表病灶硬。也可以通过评分法来分级,从软到硬分为5分,以3分为界,3分及以下良性可能性大,3分以上恶性可能性大。另一种较常见的弹性超声是实时剪切波弹性成像,其通过测量病灶的软硬度值来判断病灶性质及纤维化程度。数值越大,病灶越硬,代表恶性程度越高或纤维化程度越高。

二、弹性超声适合检查哪些疾病

按照病灶范围,可以将人体脏器病变分为两大类,一类是弥漫性病变,是指某一脏器整体发生改变,譬如:慢性肝炎到肝硬化的发展过程中肝纤维损伤程度,弹性超声可应用于肝纤维化及桥本氏甲状腺炎纤维化程度的评判,采用弹性超声杨氏模量可以定量判断。另一类是局灶性病变,是某一脏器中某个区域发生了改变,譬如:乳腺、甲状腺、前列腺上的结节样病灶等,弹性超声可以有效鉴别病灶的良、恶性。通常情况下,良性病灶质地较软或中等,弹性评分会偏低,恶性病灶质地较硬,弹性评分会偏高。此外,还可用于局部心肌功能评价以及射频消融术后的疗效评估。

三、弹性超声的优、缺点是什么

弹性超声作为一种先进的成像技术，弥补了常规超声的不足，以往常规超声只能观看病灶的外表，如大小、边界、形态、内部回声及血流情况，通过"长相"来诊断疾病。如今弹性超声问世，可用于判断脏器／病灶的软硬度，以弹性值表示脏器／病灶的软硬程度，进而反映其病理改变的严重程度。一般规律是病灶越硬，脏器纤维化程度越高或者病灶恶性程度越高，相比二维超声能更进一步准确地诊断疾病。而且，具有无创、费用低、检查时间短、可重复检查等优点。但弹性超声结果的准确性不是 100%，会受到一些因素影响，如病灶的成分、大小、深度、位置，受检者体型、腹水情况及呼吸等因素均可不同程度地影响检查结果，检查者对探头施加压力的大小及临床经验丰富程度也是其影响因素之一。

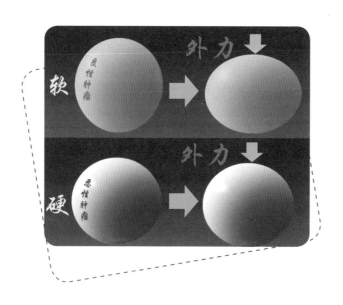

总之,弹性超声可以通过色彩定性地反映病灶硬度,也可以通过弹性数值定量地评估硬度程度,对诊断疾病有一定的帮助,但准确性达不到100%,不能单独使用,必须结合常规超声才能给出准确的结论。如果结果仍不满意,可以借助其他影像学检查方法或者进行有创的活检检查以提高确诊率。

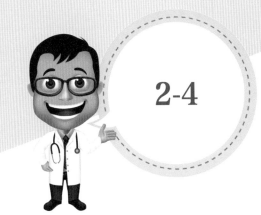

2-4

超声下介入手术治什么病

现代医学发展到今天,手术治疗方式从传统的"开膛破肚"逐渐转变为各种腔镜微创手术,但是,整个过程也必须在手术室,患者全身麻醉状态下进行。超声介入技术是在 1983 年哥本哈根的世界介入性超声学术会议上提出的。超声介入技术是指在超声动态的监视和引导下(相当于 GPS 定位)精准地穿刺,直达病灶中心,进行抽吸、注药置管或者给予微波、射频、激光等热能量来精细治疗疾病,以达到不用外科开腹手术就能治疗某些疾病的目的,是现代医学领域中的真正的"微创手术"。

一、超声介入技术可以治疗什么病

超声介入技术分为诊断和治疗两大部分,介入诊断是指全身各部位组织学或细胞学活检,用于肝脏、肾脏、乳腺、甲状腺、子宫及卵巢等实质脏器中肿瘤病变的病理性质及弥漫性病变的病因及性质的判定。超声引导下输卵管造影是判断输卵管通畅性的最佳方法(介入诊断技术在后面的章节中有详细介绍)。介入治疗主要应用于不同脏器的各种囊性病变(肝囊肿、肝脓肿、肾囊肿、甲状腺囊肿、囊实性结节、乳腺囊性病变、积乳、积脓、包括子宫内膜异位囊肿在内的各种卵巢囊肿、各脏器血肿及包裹积液)的穿刺硬化治疗。胸腔积液、心包积液、急性胆囊炎及胆管扩张均可进行超声引导下穿刺置管引流术；外科及妇科术后的一些合并症(包裹性积液／积血／积脓，游离性渗出液)也可选择介入治疗术，以避免二次手术的烦恼；异位妊娠(输卵管妊娠、子宫瘢痕处妊娠)微创注药杀胚治疗术效果显著；急性输卵管卵巢脓肿及慢性的输卵管积液均可首选超声引导下介入治疗的方法；实性肿瘤(肝癌、甲状腺结节、子宫肌瘤／腺肌病消融等)热消融(射频／微波／高强度聚焦)或化学消融，也是超声介入的范畴。凡是超声显示有穿刺路径的病灶，介入治疗效果等同于手术的效果，都是超声介入的适应证，未来超声介入还会向心脏介入、血管介入、骨科介入方向发展。

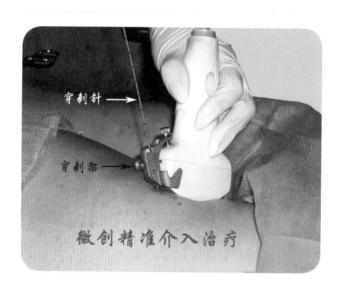

二、超声微创介入治疗危险吗

以囊肿类病变治疗为例，治疗前要进行常规的出凝血时间、术前八项及相关检查,患者及其家属签署知情同意书。治疗前在超声的精准定位下首先选择穿刺点,局部碘伏消毒、麻醉。然后,将穿刺针以最短路径(避开重要脏器及大血管)经皮进入穿刺部位,抽出囊内液,注入硬化剂(医用酒精／聚桂醇)冲洗、保留。目的是使囊壁坏死,防止其继续分泌液体。如果囊肿较大,可以先将引流管置入病灶内,将液体引流出体外,2~3 天后,再进行硬化治疗。该项技术应用范围广、创伤小、费用低廉、疗效好,适宜在各级医院推广应用。但是,对医生的技术水平要求也较高,医生要具备相关的临床知识及娴熟的操作技能,才能做到"下手'稳、准、快'"。医生精湛的技术水平及合理的治疗方案的制定是减少副损伤的保障,并直接影响治疗效果。通常情况下,介入医生会把控好手术的全过程,并且有实时动态超声监视手术过程,所以,微创手术的风险可控。介入手术最大的风险是出血,然而,针对出血,医生有一整套成熟的解决办法。

三、超声介入治疗的优势在哪

超声介入技术仅一个针或一根细管就可以治疗疾病,无手术创伤、可住院或门诊治疗,实时动态监视、引导准确、无 X 线损伤、无麻醉意外、无合并症、时间短、无痛苦、可重复操作、费用低廉、适合各种年龄的患者,手术过程相对安全,而且副损伤小,譬如:妇科难治的卵巢"巧克力"囊肿疾病经超声介入治疗后不仅治愈率高达 95%,而且,保全了女性盆腔器官的正常结构及功能,可提高女性的生育能力。然而,相对有上百年历史的手术而言,超声介入术仅有 30 多年历史。虽然,介入治疗术已经是现代医学治疗肝囊肿、肾囊肿、各种卵巢囊肿及脓肿等疾病的首选方法,但是,受到仪器和技术的限制,可视精准化的超声引导下诊疗技术还不能完全替代有麻醉意外、粘

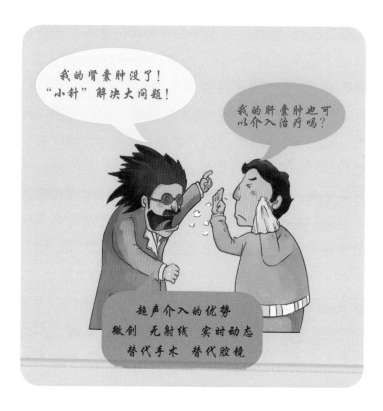

连及出血等风险的传统手术和腹腔镜。

总之,介入超声技术整个治疗过程均在实时动态超声图像的监视下进行,可清晰显示病灶,准确引导穿刺,全程进行实时监控,不损伤周围组织器官,被称为"针尖上的手术"。但是,肝、肾、卵巢等部位的单纯囊肿,直径5.0厘米以上,观察3个月不消失者才需要考虑介入治疗,避免过度医疗。

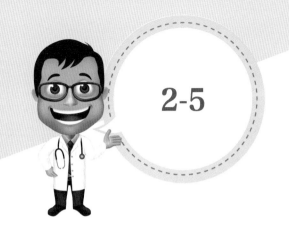

2-5

盆底有病怎么查

女性做妇科超声检查时通常不是经腹部就是经阴道做,但有些妇科疾病通过这两种方式检查都不合适,譬如:子宫脱垂、老年女性憋不住尿等疾病的确诊,查看女性产后盆腔脏器及肌肉组织的恢复状况的判定。近年来,新兴的一种超声方法,通过女性会阴部的检查就能弥补经腹及经阴式检查的不足,这种方法叫盆底超声。

一、女性盆底结构有哪些

女性盆底是由盆腔脏器和封闭骨盆出口的肌肉、筋膜、韧带等组织构成。盆腔从前到后为膀胱、子宫及直肠,与膀胱下方相连的是尿道,与子宫下方相连的是阴道,与直肠下方相连的是肛门,形成三个腔室。支撑盆腔脏器的肌肉有肛门内括约肌、肛门外括约肌、肛提肌群等。肌肉、筋膜及韧带犹如一张"吊网",将盆腔内的脏器牢牢吊住。随着年龄的增长,雌激素水平下降,肌肉及韧带松弛,支撑不住盆腔脏器,会出现一系列盆底疾病。

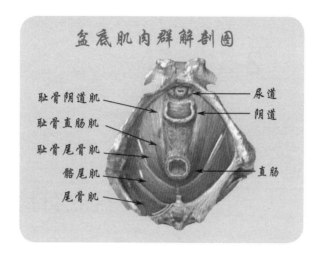

盆底肌肉群解剖图

耻骨阴道肌
耻骨直肠肌
耻骨尾骨肌
髂尾肌
尾骨肌

尿道
阴道

直肠

二、盆底疾病有哪些

盆底疾病常发生于女性,其诱因可能是由于妊娠、分娩或绝经后雌激素水平下降等因素导致的盆底肌群、筋膜及韧带松弛或损伤。常出现下列症状:①咳嗽、大笑时不自主流尿或膀胱后壁下移到阴道,医学上称为"尿失禁""膀胱膨出";②走路或蹲起时子宫从阴道

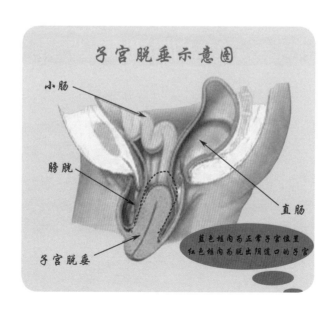

子宫脱垂示意图

小肠

膀胱

直肠

子宫脱垂

蓝色框内为正常子宫位置
红色框内为脱出阴道口的子宫

处脱出,医学上称为"子宫脱垂";③大便时直肠从肛门处跑出,医学上称为"直肠膨出";④性交痛、性欲下降等。膀胱膨出是因为骨盆底筋膜及骨盆肌肉可能受损。子宫脱垂是因为子宫骶韧带和盆底肌肉的损伤支持不住脏器。直肠膨出是由于耻骨直肠肌、肛门括约肌等盆底肌群纤维松弛或断裂所致。

三、超声如何检查盆底疾病

超声可实时动态观察盆底结构情况,无创、无痛苦、无辐射。检查前受检女性排空膀胱和直肠,截石位躺于诊疗床上,利用消毒后的探头,套上一次性无菌专用探头套,放到女性会阴部外侧,听医生指挥,做三个动作:平静呼吸、吸气收腹及用力排便,分别形成超声图像,通过图像的变化观察疾病。首先,将探头竖着放于会阴处,患者平静呼吸时,以耻骨联合为基准线画一条水平线,正常女性膀胱颈、宫颈及直肠壶腹部位于基准线的下方,然后,做用力排便的动作后,再次观察脏器的位置。如果,上述某个器官位于的基准线上方便可

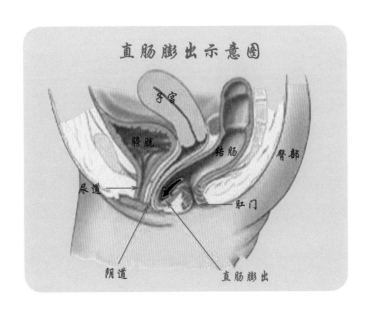

直肠膨出示意图

以诊断膀胱膨出、子宫脱垂或直肠膨出等疾病。然后,再将探头旋转90度横向放于会阴处,启动3D/4D超声观察肛门括约肌、肛提肌的完整性及肛提肌裂孔面积。通过以上方法来评估盆底疾病严重程度。

　　总之,女性的"性福"来源于盆底健康状况,盆底脏器及肌肉出现异常状况会给女性带来很大的痛苦。盆底疾病的检查常规首选无创、便捷、费用低的盆底超声。特殊情况下可采用磁共振成像进一步检查。适用于憋不住尿的老年人评估盆底肌肉的情况;产后42天的产妇不仅需要检查子宫恢复情况,而且要评估盆底肌肉恢复情况。

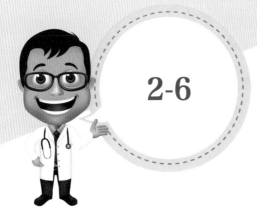

2-6

超声引导下活检可怕吗

临床工作中,医生常常需要明确病变的来源或肿物的性质,也就是常说的"做病理",人体病理检查是通过尸检、活检、细胞学检查等方式,将病变组织制成切片或将脱落细胞制成涂片,辅以放大镜／电镜以分析疾病的病因、发病机制和形态结构改变的手段。譬如:明确得了什么类型的肾病、肝上的肿瘤是良性还是恶性、需不需要治疗。有了"金标准"的病理结果,临床医生就可以依据这个结果为患者制定精准的、个体化的、最有效的治疗方案并评估预后。

一、什么是超声引导下穿刺活检

在活体中,不通过手术切除病灶,取得病灶组织的最佳方法就是穿刺活检。穿刺过程是使用具有针一样形状的穿刺针透过患者的皮肤或者自然体腔(直肠、阴道等)的内表面,快速进入需要到达的目标内。为了减少创伤和并发症,穿刺活检通常是在实时动态的超声监视下进行,超声的作用犹如佩戴一副可视眼镜,在"活检枪"上安装"子弹"——活检针,将活检针在超声监视下经皮肤刺入后,用超声时刻监视活检针的位置,并指导活检针准确进入要取活检的

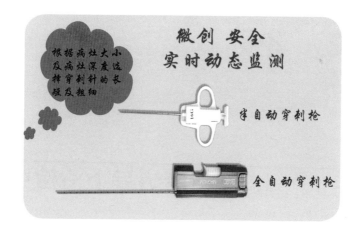

病灶部位,然后"开枪",打中目标,取出一小细条"肉",通常长度为1.5~2.0厘米,宽度小于/等于1毫米,放入有固定液的瓶中,送病理科做病理检查。待检者常问"疼不疼?",手术是在局部麻醉状态下进行的,不会有明显疼痛感觉。超声引导下的穿刺完全实现了动态监测,精确定位,精准穿刺,操作简捷迅速。

二、超声引导下穿刺活检能做什么

首先,通过穿刺活检获得细小组织,经过处理,用显微镜放大了再观察,就能明确脏器的病变性质、来源及肿瘤的良、恶性,恶性肿瘤通常称之为"癌"。此外,穿刺活检不仅能确诊是不是癌,还能确诊癌的恶性程度。应用范围包括甲状腺、乳腺、睾丸等浅表组织的肿瘤定性,浅表淋巴结肿大时是否有病变转移;胸、腹壁占位的良恶性肿瘤或炎症的鉴别;腹腔脏器占位的确诊;盆腔脏器(子宫、卵巢、前列腺等)肿物术前的良、恶性评估等。除了实性肿瘤的判定,肝脏、肾脏等实质脏器的弥漫性病变的性质和程度及囊性病变囊内液的成分等也可以通过病理检查确诊。

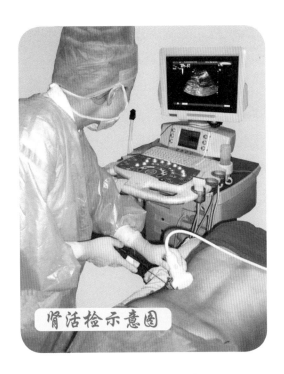

肾活检示意图

三、穿刺活检后如何护理

穿刺活检属于"针式的微创手术",针的外径通常在 1 毫米左右,相对于传统的切除病灶明确性质的活检方法,其是极其微创和安全的。活检的最大风险是出血,为了防止出血的发生,术前、术中及术后,医生均会采取适合的不同的止血方法,譬如:静脉点滴、局部针道注入止血药及绷带压迫止血法,但是,毕竟是在脏器内取了条"肉",微创也是有创,虽然,术后出血、血肿、神经损伤、局部疼痛或感染发生的风险非常小,但也是有可能发生的。譬如:肝脏、肾脏及甲状腺等血管丰富的脏器穿刺活检,术后要在医生指导下,在护士监护下,观察 1~2 个小时,确认无出血倾向等并发症后方可离开医院或返回病房。术后 48~72 小时内患者需限制活动,最好术后绝对卧床 12 小时,术后 1 周禁止剧烈运动、提重物,穿刺点 3 天内不宜沾水,以防感染。术前及术后无明确医嘱者,不得使用抗凝药、扩血管药、活血类药物(阿司匹林、波立维、丹参等)。

总之,超声引导下穿刺活检可以用于全身各脏器的疾病性质的诊断,还可以对肿瘤性疾病的良、恶性进行明确诊断。如果是良性肿瘤,可以避免手术带来的痛苦,如果是恶性肿瘤,可帮助临床医生提前制定手术方案或者采用、放疗和化疗方法,以免延误治疗。穿刺活检术后适当休息,防止出血,才能达到安全、微创的效果。

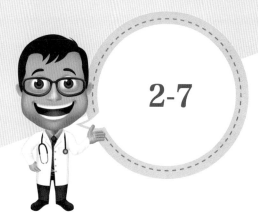

2-7

胃不舒服可不可以做超声

　　胃位于人体的左上腹部，形如"歪把的茄子"，上连食管，下接小肠，是人体最大的空腔脏器，具有接纳、储藏食物和分泌胃液的功能，还会将食物磨碎，使其与胃液混合搅拌，形成食糜，达到初步消化的作用。胃壁具有蠕动功能，可以将食物由上向下逐步分次地排到下方的小肠进一步消化吸收。然而，胃胀、胃疼、胃不舒服是我们经常遭受的"磨难"，胃炎、胃溃疡是胃部常见的疾病，胃癌在全世界所有癌症中的发病率位居第五位，而死亡率位居第三位，为对付这些症状及疾病，日常的检查必不可少。

一、常见胃疾病的症状有哪些

　　胃的好发疾病包括胃炎、胃溃疡、胃壁间质瘤、胃息肉、胃癌等。最主要的原因有遗传，精神紧张，季节变化，长期饮用浓茶、烈酒，吸烟及幽门螺杆菌的感染等。当出现上腹痛、胀满、恶心、呕吐和食欲缺乏时应怀疑胃炎；上腹痛、周期性发作、餐后痛时应高度怀疑胃溃疡；疼痛不规律、体重减轻应警惕胃的恶性病变。以上是最为典型的临床表现，但并不是所有的胃病都是有症状的，尤其是早期胃癌,通常不会引起任何不适,因此,定期检查才能尽早发现它,及时"狙击"它。

二、胃的传统检查手段有哪些

现阶段,检查胃的主要手段有 X 线钡餐造影、CT、胃镜及胃肠超声检查。X 线钡餐造影是胃肠道检查的"元老",其对食管病变的检查率较高并且可以显示食管、胃内腔形态及病变,但其使用的造影剂为重金属钡剂,口感极差,排泄慢,会加重胃病的发生;检查过程中还要受 X 线辐射,不能精准地判断肿瘤"根"的部位,周围有无转移淋巴结。胃的 CT 检查相当于将胃"切开来看",可以观察到胃壁的厚度,显示病变的形态及与周围组织的关系,但 CT 亦存在 X 线辐射,只能观察到某个静止的状态,不能动态观察胃的蠕动功能。胃镜检查相当于将摄像头置入胃中,可以直观地观察胃黏膜有无病变,发现微小溃疡,同时可进行组织活检及小息肉的切除,也可进行局部止血、给药等,但它属有创性检查,检查前需要心电图、乙肝、丙肝等多项辅助检查,且只能观察胃黏膜表面病变而不能透视到胃肠壁各层结构及胃周围的变化。

三、胃肠超声是怎么做的

受检者需要在检查前禁食、水 8~12 小时。胃肠超声检查需要借助"胃肠助显剂"才能实现,胃肠助显剂是由薏苡仁、淮山药、陈皮等多种中药组成,口感佳,无毒副作用。使用前在胃肠助显剂杯中倒入 100℃的开水 300~500 毫升,然后,将助显剂缓慢撒入杯中,边撒入边用搅拌棒顺时针不断搅拌,直到助显剂温度降至 30℃左右,无烫嘴的感觉时,让受检者喝下助显剂,5 分钟后上检查床,遵医嘱

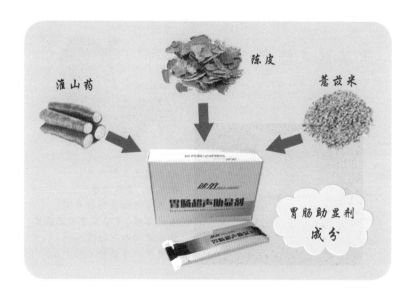

行右侧卧位、仰卧位，必要时加坐位，让医生从不同角度及方向观察胃的整体情况。

四、胃肠超声的价值是什么

超声具有实时动态、无辐射、简便、快捷、费用低廉等优势，胃肠超声助显剂的应用使得超声诊断胃病的准确率大大提高，超声不仅能够显示胃的轮廓，还能显示胃壁厚度和层次结构。而且，能看到胃的排空、蠕动、有无反流的动态变化，能提示溃疡及肿瘤所在部位、范围及深度，周围是否有转移的淋巴结，从而揭示胃肠道疾病的形态与功能性变化。胃肠超声检查应用于所有人群并作为体检项目之一，一旦通过无创的胃肠超声发现胃的病变，就应加做胃镜进一步检查或取活检定性。

总之，慢性胃病很常见，胃痛可发生在各个年龄段人群，胃癌发病率逐年升高、人群年轻化。无创的胃肠超声检查应该是首选的筛查胃病的最佳方法，胃肠助显剂无毒副作用，百姓无需担心其对消化

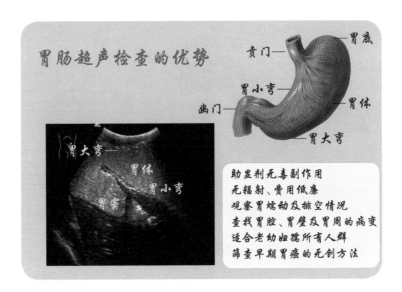

系统的影响。提醒百姓朋友们,护胃从饮食开始,一日三餐需定时定量,饮食以温、软、淡、素、鲜为宜,切忌过冷、过烫、过硬、过辣、过黏的食物,更忌暴饮暴食!进食顺序应为水果—汤—蔬菜—肉及主食,戒烟戒酒,护好胃口!

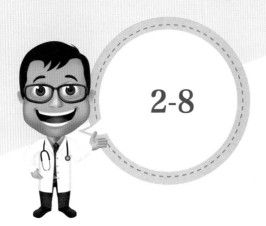

2-8

何时用经食管超声

常规情况下,检查心脏结构及功能是否有异常的超声方法是通过人体前胸壁进行的,称为经胸心脏超声。这种检查方法是将超声探头放置在被检查者的左前胸,超声波可以经皮肤穿过肋骨的间隙组织去探查心脏。经胸心脏超声简便、无创伤、无射线,但其缺点是易受脂肪组织及肺气的干扰,有时会漏掉一些心脏的病变,经食管超声可以弥补经胸心脏超声的不足。

一、什么是经食管超声

经食管超声是需要将一根细长的、管状的超声探头从口腔伸入到食管内对应着心脏的部位,将探头置于心脏后方近距离观察心脏结构的一种超声技术,其优点是可以排除肥厚胸壁、脂肪组织、肋骨及肺气等对图像的干扰。与常规超声相比,经食管超声探头好比高倍显微镜,能够获得更加清晰的图像,显示心脏的细微结构。

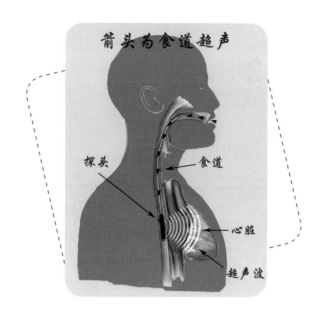

箭头为食道超声

探头

食道

心脏

超声波

二、经食管超声的作用是什么

经食管超声是经胸心脏超声的补充手段,适用于经胸心脏超声检查图像不清晰的情况。主要有肥胖、肺部慢性病变、使用呼吸机辅助通气、病变部位较深或病变较小需要精准诊断结果以指导手术及治疗方案的患者。当遇到经胸心脏超声检查心脏结构显示不够满意而又需要明确诊断的患者时,医生会选择经食管超声做进一步检查。当怀疑各种先天性心血管畸形、心脏瓣膜疾病、心脏占位性病变及左心房和左心耳内的血栓形成、冠状动脉疾病时,也需做经食管超声检查。经食管超声还是心脏的外科手术中的"第三只眼睛"。譬如:房间隔缺损、室间隔缺损等先天性心脏病在做封堵手术前,需要用经食管超声来明确先天性心脏病的分型、缺损大小、数目、残缘与周边组织关系等,在术中可以用经食管超声观察封堵器放置的位置是否准确,实时监测手术过程,在辅助外科医生完成手术上起到不可替代、不可或缺的重要作用,决定了手术的成败。

三、经食管超声检查都需要注意什么

首先,为了避免交叉感染,检查前应先对患者进行肝炎及艾滋病等传染性疾病的排查,同时需要用常规超声评估心脏的功能及各脏器状况,看看是否适合进行食管超声检查。其次,由于经食管超声需要通过口腔进入食管中,因此,患者在检查前需要禁食8~12小时,以免在检查过程中由于食管反应而出现呛咳,食物误吸到气管中,堵塞气道。最后,做完经食管超声检查后,为了保护患者的食管黏膜,检查后的3个小时内禁止进食、水。之后,可吃少量流食,不要吃过硬、过烫的食物。如果觉得嗓子不舒服也不要剧烈咳嗽,让口腔分泌物轻柔地排出。如出现恶心、心慌等不适反应,可以平卧休息1~2小时。

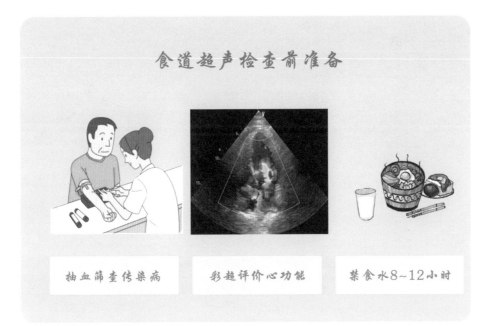

食道超声检查前准备

抽血筛查传染病　　　彩超评价心功能　　　禁食水8~12小时

总之,经食管心脏超声检查可以弥补经胸心脏超声检查的不足,能清晰地显示心脏内部结构,帮助医生诊断并治疗心脏病。虽然经食管超声是将管道插入人体食管内,但是,检查前医生会做好一切准备工作,使用口腔麻醉药,将患者的痛苦降至最低。如果需要做这项检查,患者应该正确对待、主动接受,然后,按照医生的建议和提示做好术后的护理工作,就不会出现任何异常情况。

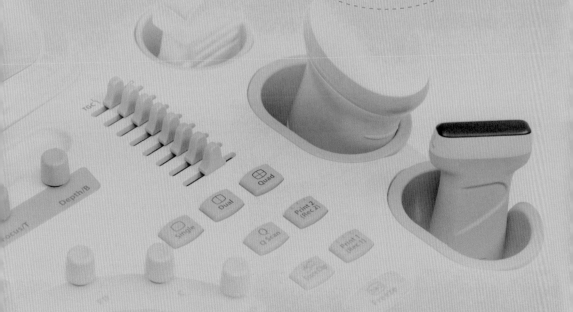

03

甲状腺、乳腺篇

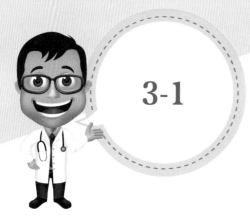

3-1

脖子上有哪些重要器官

　　人体的脖子是连接脑与躯干的部位,连接脑与躯干的支撑物为脊柱,气管通向肺脏,食管通向胃肠道,脊柱周边有连接头与躯干的重要通路——血管系统和神经系统。大脑除管理耳、肩、眼、鼻、口人体五官功能外,还通过神经系统向肢体、躯干发号施令,控制人体四肢与内脏活动,接受内脏反射回的各种信号等等,实现机体全身功能的保障是血管系统。人体的脖子在医学上常称为颈部。

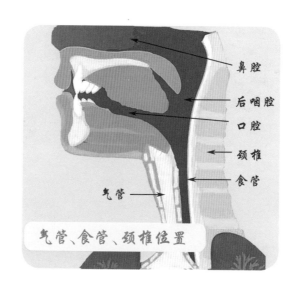

气管、食管、颈椎位置

一、脖子上有哪些器官

脖子虽然看起来面积小，但是，却容纳了很多"宝藏"。脖子正中间从前往后有我们所熟知的气管、食管、脊柱；面部两旁各有一对腮腺；下颌骨两侧各有一对颌下腺对称分布；再往下，气管的前面趴着像蝴蝶一样的甲状腺，由类似蝴蝶翅膀的两侧叶和峡部组成；紧挨着甲状腺两侧叶的背面，藏着四个小小的豆样的腺体——甲状旁腺；甲状腺两侧有"一去一回"的血管，分别为颈动脉和颈静脉；在大血管和腺体的周围布满了像蚕豆大小的淋巴结，这些淋巴结在颈部共分为七组，对应着不同的脏器，某个脏器发生病变时，与之对应的淋巴结也会出现异常。

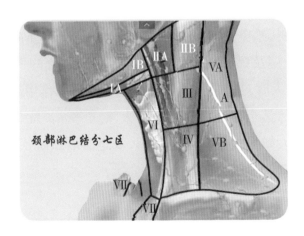

二、脖子上的器官都有哪些功能

气管的功能是人体将从口鼻吸入的高氧气体输送到肺脏，经血液带到全身各处，再将低氧的肺内气体经气管及口呼出；食管则是将经口吃入的食物进入胃的通道；颈部的脊柱是支撑头颅的"支杆"，脊柱内有神经通过,主要是大脑支配机体完成各种功能之用;颌下腺与腮腺的主要功能就是分泌唾液,帮助消化食物及杀灭口腔中的细菌,食物中的酸梅、柠檬等水果会刺激唾液分泌,唾液分泌功能越好,说明腮腺及颌下腺的功能越强;甲状腺是人体最大的内分泌腺体,能够促进骨骼、神经系统生长发育,维持生殖系统的发育和功能,促进新陈代谢;甲状腺后方的甲状旁腺调节体内的钙磷代谢,血钙下降会出现

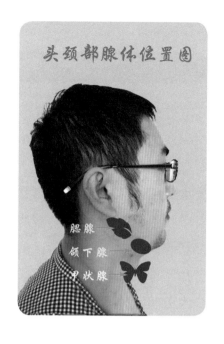

手脚"抽筋",血钙增多则容易发生尿路结石、便秘等,体内磷缺乏会出现乏力虚弱、感觉异常,体内磷含量增加会导致体内钙的流失,甚至引起中毒;遍及颈部的淋巴结是人体免疫系统的"哨兵",缩小时意义不大,肿大时对侦查体内疾病有重要的提示作用,肿大的淋巴结通常提示机体某个部位可能患有三大疾病——炎症、结核、肿瘤,颈部淋巴结肿大如果提示病因是肿瘤,多是血液系统疾病或其他部位转移来的肿瘤。

三、脖子有问题如何做检查

脖子很敏感,经常有人感觉到脖子疼痛或在脖子上摸到了包块。一旦发现脖子疼痛或头晕,可以到医院找神经科医生会诊,排除可能的血管、椎体、神经的病变;如果摸到了包块,就需要做相关的影像学检查,如 CT、MRI、超声等。其中超声检查是颈部肿块首选的检查方法,超声对于颈部疾病的筛查、诊断具有十分明确的优势;超

声检查无辐射、价格便宜、随时可做、不需空腹;超声对软组织的分辨力好,能显示出直径小于1厘米的病灶,能清楚探查淋巴结是否有形态及大小的异常等。若常规超声不能确诊,推荐应用三大超声新技术——超声弹性、超声造影、超声引导下穿刺活检进一步确定诊断。

总之,脖子是连接头与躯干的重要器官,脖子上的器官与全身的内分泌功能、血液运输、神经功能均息息相关,要好好爱护,注意保暖,也要时常触摸脖子上是否有不痛的"包块"。如果脖子出现问题,身体的其他部位可能也会有相应的反应。针对脖子的各种器官,超声是颈部检查的首选方法!

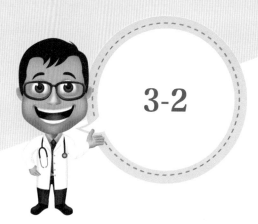

3-2

脖子上突然出现的"包"是什么

很多人在感冒时甚至是无意间发现脖子上出现了一个"包",除了查体之外,临床医生会要求患者进行颈部的超声检查,让超声科医生用超声诊断仪探查一下这个"包"的内容物,以判断这个"包"的来源是甲状腺、淋巴结还是腮腺、颌下腺?是良性的还是恶性的?需不需要治疗?

一、脸颊周围的"肿块"可能来源于哪

脸颊是指脸部的两侧,假如有个"包"长在了脸的一侧或下方,就可能是腮腺或颌下腺出毛病了。腮腺及颌下腺常见的疾病有:炎症、瘤样病变和肿瘤三大类。主要包括以下疾病:炎症、脓肿、淋巴上皮病、涎石症、囊肿、多形性腺瘤、淋巴瘤、恶性混合瘤、黏液表皮样癌、腺样囊腺癌。其中肿瘤有良性肿瘤和恶性肿瘤之分。一般情况下,红、肿、热、痛的症状基本上是炎症。但是,如果摸到了一个"包",不疼不痒,很可能生长的是一个肿瘤,鉴别良、恶性很重要,良性肿瘤通常不威胁生命,恶性肿瘤会威胁生命,同时也需要确诊病灶是原地发生的还是从其他地方转移来的。解决办法是先做无创的常规超声初

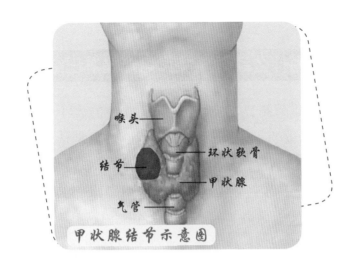

喉头

环状软骨

结节

甲状腺

气管

甲状腺结节示意图

步检查,如果常规超声不能确诊,可以采用超声引导下活检术,取组织在显微镜下放大后,再观察病灶细微结构就清楚了。

二、颈前方突发"大包"是什么

颈前部最大的器官是甲状腺,甲状腺位置表浅,就在皮下,如有"多余的东西",皮肤就会向外凸出,甲状腺出现"大包"的最常见疾病是亚急性甲状腺炎或甲状腺结节出血。亚急性甲状腺炎主要原因是:病毒感染或病毒感染后的变态反应。亚急性甲状腺炎一般伴有局部压痛、发热等临床症状。如果,没有上述症状,很可能是甲状腺结节囊性变突然出血了,其主要原因是:甲状腺可能一直存在着较小的囊性结节或囊实性结节,因其是良性病变并且病灶较小,患者常常无疼痛感、无感觉。但是,其周围生长着很多较细的血管,这些血管如果在剧烈咳嗽等诱因作用下,血管壁突然破裂,血液进入囊腔就会导致囊腔的体积快速增大。这种病几乎都是良性的,有自我吸收的可能性,如果包块不大可以采用超声定期检查,如果包块较大可以选择超声监视下穿刺抽液术进行治疗或手术治疗。

三、为什么颈侧方"包"可能是淋巴结肿大

　　人体的颈部两侧，从上到下长满了成串的大小不等的淋巴结。淋巴结是"群居器官"，之间有淋巴管相连。正常情况下，淋巴结很小，人手很难触及。淋巴结常见病有：炎症、结核及肿瘤三大类。当人体受到细菌或病毒感染时，淋巴结就会出现炎性反应性增生，不同脏器发生了病变，会导致不同部位的多个淋巴结肿大，譬如：牙痛、扁桃体发炎或口腔发炎时，脖子的上半部淋巴结就会肿大。但是，淋巴结肿大的程度是较小的，常同时出现多个淋巴结肿大。如果人体的某个部位反复发炎，其相应的淋巴结增大就难以回到正常大小了，医学上称为反应性增生性淋巴结，如果是这种情况的淋巴结不必过度担心。如果偶然发现脖子上某个部位有多个小包块，不疼不痒，这种包块一定要重视，可能是与肿瘤或结核有关。一般规律是：上颈部淋巴结肿大建议检查口腔及鼻咽部是不是存在疾病；中部脖子淋巴结肿大建议检查甲状腺；而"美人窝"（锁骨上窝）中发现结节，建议排

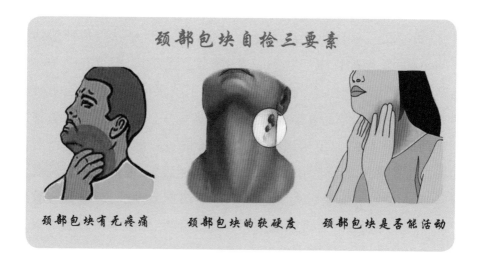

颈部包块自检三要素

颈部包块有无疼痛　　　颈部包块的软硬度　　　颈部包块是否能活动

除肺或胃肠道等部位的肿瘤。做个常规超声或行超声引导下活检术，取一小条组织做一下"病理检查"，根据金标准病理结果就可以确定诊断，便于精准治疗。

　　总之，脖子上突然出现疼痛或无痛的包块时，无论是大是小，是多还是少，建议大家首先做超声检查，超声能发现是否有病灶，病灶的位置及大小，根据形态及结构特点能够初步判断病灶的来源及性质。如果不能明确诊断，可以选择超声引导下活检术或其他影像学方法，这样就可以查清脖子上包块的"身份"了！

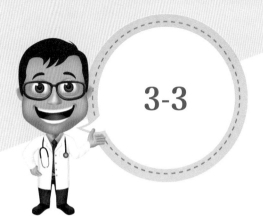

3-3

淋巴结你了解多少

我们经常会发现自己的脖子、腋下、腹股沟等处有一些"小包"，到医院进行超声检查时往往提示局部出现了异常淋巴结，淋巴结是人体重要的免疫器官，遍布人体全身各处，由无数条淋巴管将所有淋巴结连接在一起。其外形长得像个"蚕豆"一样，一侧隆凸，连接数条输入淋巴管；另一侧凹陷，称为"门"，有输出淋巴管、神经及血管进出。

一、淋巴结有什么作用

淋巴结有过滤淋巴液、清除有害的细菌和异物，产生有功能的淋巴细胞和抗体，参与免疫反应等功能。人体的皮下（又称为浅表部位）、内脏及大血管周围（称为深部）布满了淋巴结，如颈部、腋窝、腹股沟、腹部脏器、肺脏、腹主动脉及髂血管等部位，它们之间通过淋巴管相互连接。正常人浅表淋巴结（颈部、腋窝、腹股沟）很小，表面光滑、柔软，与周围组织无粘连，亦无压痛。深部淋巴结顾名思义就是长在人体位置较深地方的淋巴结，正常情况下是难以触及的，多位于纵隔内、腹腔肠系膜上及大血管旁，其形态与表浅淋巴

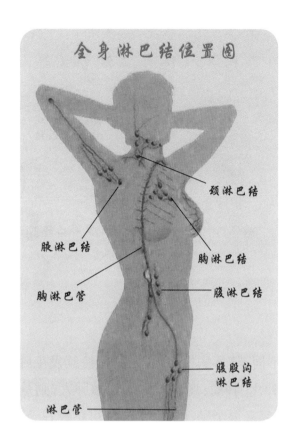

全身淋巴结位置图

颈淋巴结

腋淋巴结

胸淋巴结

胸淋巴管

腹淋巴结

腹股沟淋巴结

淋巴管

结一样。如果淋巴结周围的某个脏器或器官出现炎症或其他病变，与其相对应的淋巴结会率先出现反应。淋巴结通过滤过淋巴液，产生有"功能"的淋巴细胞和浆细胞，参与机体的免疫反应，以抵御病变，此时，淋巴结会变大或发生形态改变，可以说淋巴结是机体的一个"报警装置"。

二、淋巴结肿大有哪些原因

淋巴结肿大常见于以下几种情况：①急性感染：机体某个部位或脏器发生急性感染时，周围的淋巴结收到信号，开始增大，以对抗细菌或病毒的入侵，此时的淋巴结肿大属于急性肿大；②结核：结核

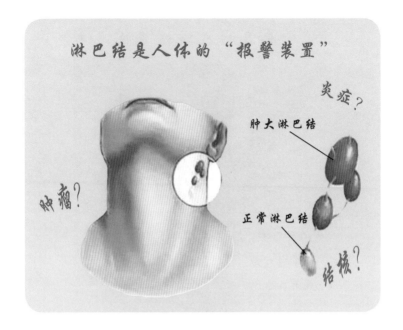

与一般的感染不同,随着病情加重,淋巴结持续发生肿大并粘连融合成片或发生脓肿;③肿瘤:癌肿所致淋巴结肿大,则是癌细胞浸润淋巴结的表现,摸起来很坚硬、固定,与皮肤可粘连在一起,无疼痛或有压痛;④慢性反应性增生:身体的一些慢性病,如乳腺增生、免疫系统疾病等,均可刺激淋巴细胞增生而导致淋巴结肿大。

三、超声在淋巴结检查中的作用

超声在淋巴结疾病诊断中具有重要作用:首先,应用常规超声观察淋巴结的数目、大小、形态等变化并判断其性质;其次,如果常规超声不能判断引起淋巴结肿大的原因,还可通过超声造影或超声引导下穿刺活检帮助诊断。超声造影是利用造影剂微泡随血液流动到达淋巴结,不同原因肿大的淋巴结超声造影会有不同的图像特点的一种先进的方法,从而可以辨别其来源及性质。超声引导下穿刺活检是在超声监测下,在目标淋巴结中取出一定量组织,通过病理分析其组织特征及来源,以判断疾病的严重性。

　　总之,淋巴结是人体重要的免疫器官,浅表淋巴结如果肿大了,非常容易被摸到,如果怀疑是肿大淋巴结,应积极到医院就诊,进行超声检查。基本常识是:手可触及到的淋巴结,摸起来比较柔软,自觉疼痛或有压痛,可能为急、慢性炎症引起,定期复查超声,观察淋巴结恢复情况。如触到进行性肿大的无痛淋巴结,提示不能除外恶性肿瘤转移,无疼痛的淋巴结比有疼痛的淋巴结更可怕,需要及时就诊治疗。

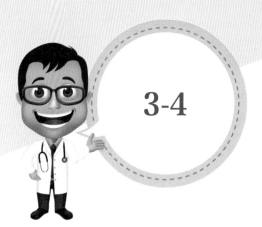

3-4

"粗脖根儿"都是因为缺碘吗

老百姓常说的"粗脖根儿"或"大脖子病"其实是指甲状腺肿大，由于甲状腺在颈前正中气管前方，其表面为一层皮肤，所以，肿大时外观为脖子"粗"了。导致甲状腺肿大的原因很多，不同病因，症状不同，可以出现单纯脖子肿大、呼吸困难、亢奋及食量增多等症状。

一、"粗脖根儿"常见的病因是什么

很多类型的甲状腺疾病都可以引起甲状腺肿大、脖子变粗。目前，可以引起甲状腺肿大的疾病主要包括以下几种：①女性在青春期、怀孕期间由于自身激素水平的升高引起的生理性甲状腺肿大；②缺碘引起的地方性甲状腺肿大；③甲状腺功能亢进、甲状腺功能减低等引起的甲状腺肿大；④亚急性甲状腺炎、桥本氏甲状腺炎等甲状腺由于急性或慢性炎症引起的肿大；⑤结节性甲状腺肿、甲状腺腺瘤、甲状腺恶性肿瘤等甲状腺占位引发的肿大，结节囊性变囊内出血往往会出现"一夜之间"的"粗脖根儿"。

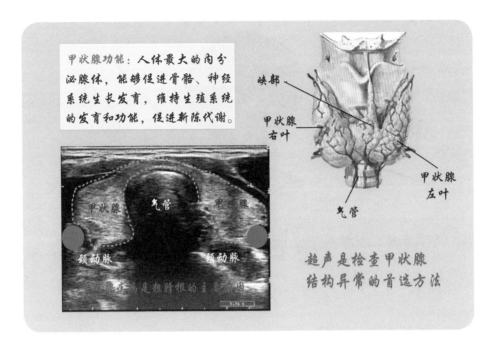

甲状腺功能：人体最大的内分泌腺体，能够促进骨骼、神经系统生长发育，维持生殖系统的发育和功能，促进新陈代谢。

峡部

甲状腺右叶

甲状腺左叶

气管

甲状腺 气管 甲状腺

颈动脉 颈动脉

超声是检查甲状腺结构异常的首选方法

二、"粗脖根儿"是不是都缺碘了

答案是否定的。碘元素是合成甲状腺激素的主要原料，它与人体中其他很多微量元素不同，没有任何人体器官可以合成或分泌它，所以，人类生存需要从食物中获取碘。当碘缺乏时，多引起缺碘性地方性甲状腺肿，原因是碘缺乏可导致甲状腺激素合成减少，促甲状腺激素水平增高，刺激甲状腺代偿性增生、肿大，此时可以出现"粗脖根儿"，但多无明显症状，甲状腺功能多正常。引起甲状腺肿大的其他与缺碘无关的疾病也会造成"粗脖根儿"，譬如：甲状腺功能亢进及甲状腺功能减低均是由遗传、甲状腺激素分泌升高或减低等因素引起的，多数需要药物长期治疗；亚急性甲状腺炎由病毒引起，多经激素短期治疗即可痊愈；桥本氏甲状腺炎可能与遗传、自身免疫等因素有关，需要根据具体情况判断是否需要治疗。

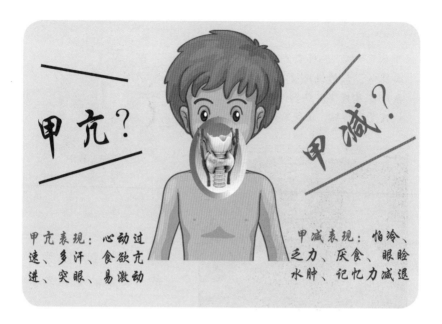

三、如何调整碘摄入量

碘缺乏引起的疾病不仅仅是人们常说的甲状腺肿大,其对人体最大的危害是造成智力损害,所以,碘有"智力元素"之称。同时,过量的碘也会导致甲状腺肿大、甲状腺功能减退、自身免疫性甲状腺炎等疾病的发病率升高,因此,人体需要控制好碘的摄入量。目前,我国防治碘缺乏病的最根本措施是食用加碘盐,同时也可通过食物(如海带、紫菜、海参等各种海产品)获得。根据机体的需求和状况适当增加或减少碘的摄入是必要的,正常人如果吃加碘盐则无需另外补碘,如果一段时间内吃较多的含碘食物则应注意少吃含碘盐或改成吃无碘盐,不过,偶尔多吃也不用担心,人体具有将多余碘从尿液中排出的功能。

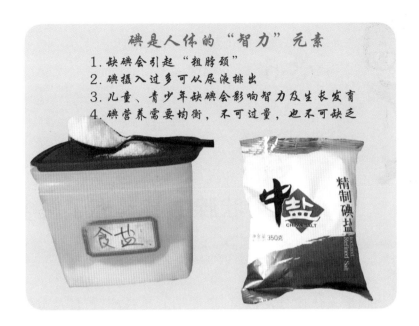

碘是人体的"智力"元素
1. 缺碘会引起"粗脖颈"
2. 碘摄入过多可从尿液排出
3. 儿童、青少年缺碘会影响智力及生长发育
4. 碘营养需要均衡，不可过量，也不可缺之

食盐

中盐 CHINA SALT 净含量350克 精制碘盐 Iodized Refined Salt

总之，"粗脖根儿"有很多原因，并不都是缺碘引起的。然而，不同原因引起的脖子变粗，治疗方法是截然不同甚至是完全相反的。所以，当发现自己的脖子粗时，不要肆意猜测，应该及时去医院求助医生，超声可明确甲状腺结构异常的原因，结合甲状腺功能测定，医生基本上就能给出正确的治疗方案。温馨提示：预防缺碘引起的疾病需要营养均衡，任何食物不可缺乏但也不宜过量。

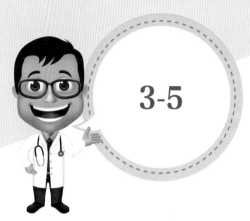

"甲状腺结节"你了解多少

甲状腺是人体内分泌器官,主要功能是合成、贮存及分泌甲状腺激素,近年来,甲状腺疾病的发病率逐年上升,尤其是甲状腺结节性疾病高发。结节就是大家所说的"肿块",一般将较小的肿块称为结节,是甲状腺疾病最常见的表现,体检可触及 5%,高频超声检查可诊断出 19%~67%。据统计,甲状腺结节中只有 5%~15% 为甲状腺癌,85% 都是良性的,女性和男性的发病比例为 4:1。从年龄来看,儿童发病率较低,随年龄增长发病率逐步增高,50 岁以上人群发病率高达 50%。

一、什么是甲状腺结节

甲状腺位于颈部正中,依靠制造甲状腺激素来调节机体使用能量的速度、制造蛋白质、调节身体对其他激素的敏感性,被称为"人体发动机"。甲状腺结节是指甲状腺内存在一个或多个结构异常的团块。增生、肿瘤、炎症都可以引起,可分为增生性结节性甲状腺肿、肿瘤性结节、囊肿及炎症性结节,肿瘤性结节又可分为良性及恶性。

甲状腺滤泡扩张、囊肿、结节性甲状腺肿、腺瘤等均属于良性结节。恶性结节有甲状腺癌、淋巴瘤等，其中超过 90% 的结节是恶性度低且进展缓慢的，其过程近似良性病变的发展过程。甲状腺结节从形态上可分为囊性、囊实性及实性。囊性部分内部可为水样、胶冻样或血样物质，常为良性病灶；实性部分为"肉样"组织，良性及恶性均可见；囊实性是指一个结节内既含有液性部分又含有实性部分，多见于良性病变。绝大多数甲状腺结节没有临床症状，当结节压迫周围组织时，可出现声音嘶哑、憋气、吞咽困难等，合并甲状腺功能异常时可出现相应的临床症状，如合并甲亢时可出现心悸、多汗、手抖、消瘦等症状。

二、如何发现甲状腺结节

甲状腺检查分为功能性及结构性检查，功能性检查包括实验室采取静脉血，化验甲状腺功能五项，包括血清促甲状腺激素、甲状腺激素及自身抗体等检测，但不能判断甲状腺结构是否有异常。检查甲状腺结构首选超声，高清晰的甲状腺超声检查是评价甲状腺结节最敏感、最便捷的方法，可以对甲状腺结节的位置、形态、大小、数目、内部结构、回声形式、钙化情况、血流状况及颈部淋巴结情况进行全面的检查。甲状腺其他检查有：核素检查，依据结节对放射性核素的摄取能力评价结节功能；MRI 及 CT 检查仅用于观察周围关系及发现胸骨后甲状腺肿，但是，存在对甲状腺结节不敏感且价格昂贵尤其是有辐射的缺点，不推荐常规使用。因此，超声检查具有方便、无创、无辐射、可重复、费用低等优点，是甲状腺结节的首选及必选影像学检查项目。

三、超声检查如何界定甲状腺结节的性质

　　常规超声检查可明确大多数结节的性质及特征,可以根据其图像表现初步对结节进行 TI-RADS 分级(甲状腺影像报告和数据系统,是诊断甲状腺良、恶性概率的一种方法)。恶性结节超声征象有:低回声或极低回声、边界不清晰、形态不规则、纵横比大于1、伴有砂砾样钙化或微小钙化;TI-RADS 分级可将甲状腺所有病变按良、恶性诊断率由低到高分 6 级,1 级:正常甲状腺,无结节;2 级:良性病变;3 级:可能良性;4 级:4a 级为低度可疑恶性,4b 级为中度可疑恶性,4c 级为高度可疑恶性;5 级:典型恶性征象;6 级:活检证实恶性。换句话说,甲状腺结节超声分类为 1~3 级倾向于良性结节,恶性程度为 0~5%,分类为 4~6 级倾向于恶性结节,恶性程度为

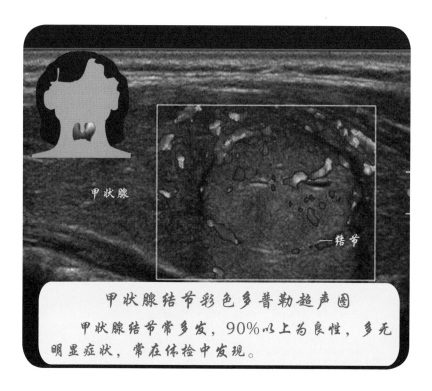

甲状腺结节彩色多普勒超声图

甲状腺结节常多发,90%以上为良性,多无明显症状,常在体检中发现。

5%~95%,且恶性程度随着级别的增加而增大,超声是筛查甲状腺癌的首选方法。

　　总之,甲状腺结节的发病率逐年增高,其原因一是可能与生活环境及饮食有关,二是与超声的广泛应用及其仪器分辨率较高有关。一旦体检发现了甲状腺结节,一定要进一步确定良、恶性,分级是关键。如果,常规超声不能确定病灶性质,无创的弹性成像、超声造影及细针穿刺活检等超声新技术均能够帮助进一步确诊。但是,病灶极小(直径小于 0.5 厘米)则判断性质较困难,建议隔 1~3 个月复查超声,动态观察。

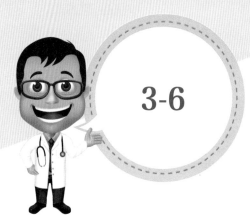

3-6

你知道检查甲状腺的无创方法吗

甲状腺位于人的颈前部,是人体最大的内分泌腺,分泌的甲状腺激素可以调节人体新陈代谢并促进生长发育,对人体来说是不可缺少的。甲状腺常见疾病有甲亢、甲减、桥本氏甲状腺炎、亚急性甲状腺炎、甲状腺良/恶性结节等,前四种疾病有甲状腺功能的改变,其中亚急性甲状腺炎常伴有疼痛,甲状腺良/恶性结节常无症状,除非体积较大,压迫气管、食管或鼓出来才易被发现。

一、常规超声能查什么

常规超声检查甲状腺一般可以观察腺体回声、血流情况及结节的位置、大小、形态、边界、内部回声、钙化情况。典型良性结节特征为多发、边界清晰、形态规则、有包膜、内部回声均匀或呈囊实性、可伴有粗大钙化。典型恶性结节特征常单发、边界不清晰、形态不规则、纵横比大于 1、内部呈低回声、可伴有砂砾样或微小钙化。TI—RADS 分 6 级,1 级:正常甲状腺,无结节;2 级:良性病变(恶性可能性为 0);3 级:良性(恶性可能性小于 5%);4 级:4a 级为低度可疑恶性(恶性可能性为 5%~45%),具有 1 项超声恶性征象,4b 级为中度可疑恶性(恶性可能性为 45%~75%),具有 2 项超声恶性征象,4c 级为高度可疑恶性(恶性可能性为 75%~95%),具有 3~4 项超声恶性征象;5 级:典型恶性征象(恶性可能性大于等于 95%),具有 5 项超声恶性征象;6 级:活检证实恶性。然而,常规超声是不可能将所有甲状腺恶、良性结节鉴别出来的。

二、弹性超声如何确诊

当常规超声发现甲状腺局限性病灶,通过形态、边界、内部回声及纵横比均无法确诊良性或恶性时,首先,应采用无创弹性方法来对病灶进行鉴别,定性标准以弹性评分 3 分为界,小于等于 3 分为良性,大于 3 分为恶性。研究表明良、恶性定量标准是以杨氏模量 46kPa 为分界的,小于 46kPa 多为良性,大于 / 等于 46kPa 多为恶性。如果,常规超声甲状腺结节分级为 4a 级,弹性超声评分小于 / 等于 3 分或杨氏模量小于 46kPa,结节的分级可以降为 3 级,良性可能性大。如果,常规超声甲状腺结节分级为 3 级,弹性超声评分大于 3 分或杨氏模量大于 / 等于 46kPa,结节的分级需要升为 4a 级,不能除外恶性。由于超声弹性成像受一些因素影响,譬如:病灶的成分、大小、位置、受检者的呼吸、检查者对探头施加压力的大小等,这些因素的存在都会影响弹性评分的准确性。弹性超声准确率不是 100%,必须结合常规超声的特征才能提高确诊率。

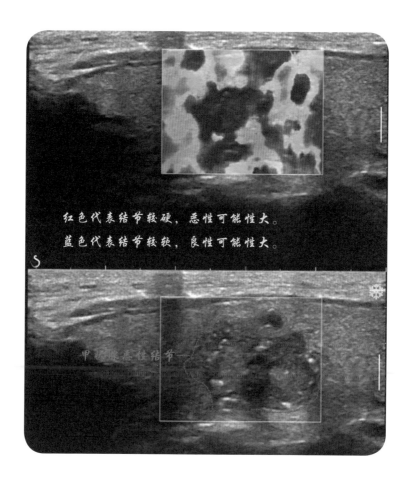

三、超声造影有什么意义

超声造影是一项超声新技术,其分辨甲状腺结节的良、恶性优于弹性成像,不如超声活检准确。它是通过静脉注射一种白色"显影"药——含气泡的造影剂,以甲状腺充当画板,显影药的气泡在画板上勾勒出结节的轮廓,随时间变化,结节的样子会随之发生变化。常规超声显示的是结节内小静脉、小动脉血管,而超声造影可显示结节内微小血管、新生血管,造影剂进入结节血管后,可清晰显示血管分布和血流情况,由于良、恶性结节的血管和血流不同,两者的造影特点是不同的,所以,通过超声造影可以鉴别结节的良、恶性。造影剂内的气泡通过肺部可以全部排出体外,对人体其他脏器无创、无害。典型良性结节增强模式是均匀无增强、等增强或高增强,边缘可有环状增强;典型恶性结节增强模式是不均匀低增强。因此,超声造影可以更好地鉴别结节的良、恶性。但是,医学上任何一项检查的准确性都不是100%,也有一少部分造影特点不典型的结节不能确诊。

总之,检查甲状腺疾病的无创方法有常规超声、弹性超声和超声造影,联合应用可以有效地提高甲状腺良、恶性肿瘤的确诊率。虽然,常见的甲状腺乳头状癌属于低度恶性肿瘤,惰性强、生长慢、转移晚,但也需要尽早发现,随访观察其变化,如果病灶有生长趋势,可以加做有创的穿刺活检检查。目前,药物对其治疗无效,手术方法有很多种,早期病灶采用局部靶向消融治疗术优于甲状腺切除术,因此,早期确诊是非常必要的。

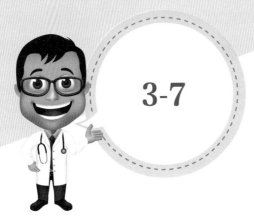

3-7

甲状腺结节细针穿刺活检危险吗

　　甲状腺结节有良、恶性之分,良性结节与恶性结节在超声图像上虽然可以显示出不同的特征,但是,有些结节由于较小或特征显示不明显,无创的常规超声、弹性成像及超声造影方法均不能判断结节的良、恶性。同时,临床医生对甲状腺良、恶性结节及不同位置或大小的结节治疗方法不同。因此,需要在治疗前确诊结节的良、

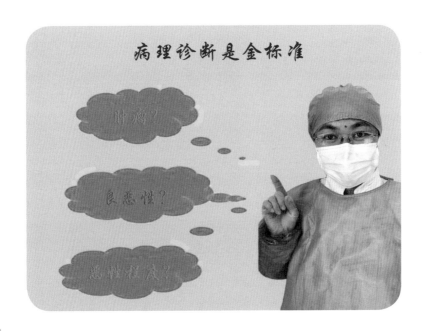

恶性。甲状腺穿刺活检有两种方法：粗针（外径0.8~1.0毫米）活检和细针（外径小于0.5毫米）活检，粗针是组织学检查方法（取一条组织），细针是细胞学检查方法（取少量细胞），细针对患者的危害明显小于粗针，因此，临床上常用细针方法明确甲状腺结节的良、恶性。

一、甲状腺细针穿刺活检的适应证

当超声检查发现甲状腺有结节时，超声医生会根据甲状腺结节的声像图特征对结节进行初步的良、恶性的分级。现在应用最多的是北美放射学会颁布的甲状腺影像报告与数据系统（TI—RADS评价系统），简单地说TI—RADS I、II、III级的结节几乎是良性结节，IV级以上的结节可疑为恶性，需要结合其他检查来进一步确诊。对于III级及以下的结节，处理方法：①最大径小于2厘米的结节可以定期随诊观察；②最大径大于/等于2厘米的结节可以选择细针穿刺活检来确诊也可以选择定期随诊观察。对于IV级及以上的结节都有做细针穿刺活检的必要，穿刺活检的适应证：①最大径大于/等于1厘米的结节；②最大径小于1厘米的结节，患者有甲状腺癌的危险因素或有进一步诊断要求的；③常规超声可见甲状腺上有散在分布的微小钙化灶；④甲状腺癌外科手术后的新发病灶。

二、怎么做甲状腺细针穿刺活检

术前患者需要做血常规、凝血象和传染病等检查，本人及其家属需共同签署知情同意书。术中患者一般采用仰卧位，头尽量后仰使颈部皮肤处于绷紧的状态。医生在对患者颈部皮肤消毒及皮下局部浸润麻醉后，会在超声监视下选择好穿刺路径，在超声引导下将22~27G（内径0.4~0.6毫米）细针经过皮肤及皮下软组织穿刺进入甲状腺病灶内，通过抽吸或反复提插获得病灶内的细胞，再对细胞进行涂片并送病理检查，病理医生对细胞观察后能够给出病理诊断结果。对于患者而言，术中无疼痛感，只要做到在医生穿刺过程中放松配合，平稳呼吸，控制咳嗽，手术时间是非常短的。

三、手术完成后就没事了吗

甲状腺细针穿刺活检使用的针具外径约0.5毫米左右，和针灸用的针粗细相当，因此，在穿刺过程中穿刺出血的风险微小，对颈部组织损伤微小，可以反复多次操作，可以对多个结节同时进行取样。部分患者术中可能会有穿刺针道或甲状腺腺体内的出血，一般术中会用止血药，同时按压穿刺部位5~10分钟就可以自行止血。对于患者的要求是：穿刺术后72小时内颈部不宜剧烈运动；穿刺点不宜沾水；如果没有明确医嘱者，不得使用抗凝药、扩血管药、活血类药物，如华法林、阿司匹林、丹参等。

总之，甲状腺癌发病率逐年升高，甲状腺结节超声的检出率及敏感性都很高。如果常规超声发现甲状腺结节，不能明确良、恶性，通过其他无创方法又不能确定良、恶性的情况

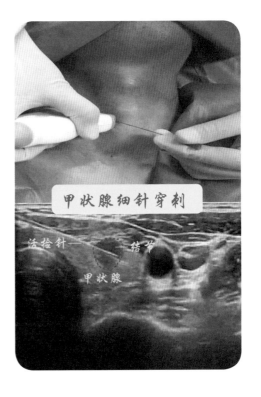

甲状腺细针穿刺

下,需要做细针穿刺活检。同时,任何一项检查结果准确性都不是100%,如果细针活检病理结果不理想,可能需要重复细针活检甚至是粗针组织活检,明确诊断后进行个体化治疗。

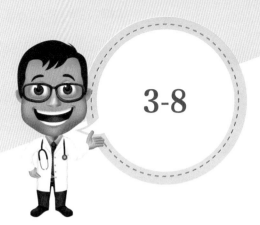

3-8

甲状腺囊性结节可以穿刺治疗吗

甲状腺的基本结构是滤泡,滤泡壁的细胞可分泌黏液,正常情况下每天分泌的黏液是很少的,不形成囊腔。囊性结节是指在甲状腺中发现含有液体的囊状物,是北方居民甲状腺常见的良性病变——结节性甲状腺肿(简称结甲)的一种表现形式。其病因常为滤泡壁产生了过多黏液,医学上称为结甲囊性变。在某些外力作用下,一些囊腔的囊壁血管可以发生破裂,血液流入囊腔内,称为结甲囊性变囊内出血。未出血的囊肿多呈圆形,直径为 2.0~5.0 厘米,其表面多光滑,常随着吞咽上下移动。如果液体较少,质地较为柔软;液体较多,质地就会比较坚韧。

一、甲状腺囊性肿物怎么治

无出血的甲状腺囊肿通常没有症状,较大时,颈部可见包块。如果包块突然增大,可能是发生了囊内出血现象,这时的囊肿常会造成一些压迫的症状,如疼痛、吞咽困难、呼吸困难、声音沙哑等。甲状腺囊肿的传统治疗方法是开刀手术,药物治疗基本无效。但是,手术主要有以下缺点:①甲状腺切除术可造成甲状腺功能减退,需终身服药;②甲状腺部分切除时,可再新生结节;③切口恢复不良或瘢痕形成影响美观。近年来,外科推荐使用射频、微波、激光等消融方法治疗甲状腺结节,优点是损伤小,皮肤不留瘢痕,但这种方法适用于实性肿瘤或以实性为主的囊实性肿瘤,并且存在费用较高、损伤大、麻醉意外等缺点。

二、"针式"介入如何治疗甲状腺囊性肿物

近年来,超声引导下的介入治疗方法已成为治疗甲状腺囊肿的主要方法。首先,术前常规超声检查甲状腺,确定病灶的大小、位置等情况后,做常规的术前检查,譬如:心电图、血常规、出／凝血时间、甲状腺功能等,签署知情同意书,选择术中用药种类及用药量。术中,患者平卧在诊查床上,充分暴露颈部,超声选择穿刺点及穿刺路径,局部穿刺点麻醉后,穿刺针经皮肤穿刺进入囊性肿物中,抽净囊内液体,用生理盐水冲洗囊腔后,根据囊内液体量按比例保留适量硬化剂。硬化剂的功能是使囊内壁产生液体的细胞变性、坏死,失去分泌功能,因减少和阻断了囊内液体的产生,囊壁萎缩,囊腔缩小、闭合、最后消失,从而达到手术治疗的效果。由于是细针操作,既不会损伤甲状腺组织又不会损伤颈部的神经及血管,术后充分按压防止出血。手术过程大概需要 10 分钟,这种手术不仅可以让患者颈部没有任何瘢痕,同时在不影响甲状腺功能的情况下,达到了根治疾病的目的。

三、微创介入治疗有什么突出优势

超声引导下微创抽液硬化术与传统的手术治疗相比有着无创、无射线、无痛苦、治疗费用低、无麻醉风险、可重复治疗、可随治随走

及不遗留创口等明显优势,是"个体化、精细化"的新一代靶向微创治疗方法。这种技术适合治疗全身各个脏器的囊性病变,包括肝脏、肾脏、卵巢、甲状腺等脏器的囊性肿物,盆腔、腹腔及胸腔积液等。超声引导下微创抽液硬化介入治疗术是上述病变的首选治疗方法,适用于老年人、青年人、儿童等所有年龄的人群。

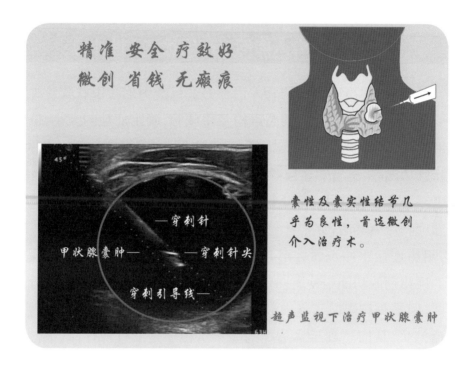

总之,甲状腺超声可以判断结节是实性还是囊性,如果是囊性,直径大于3.0厘米,医生可以在超声实时动态监视下,用细针经皮穿刺进入病灶进行介入硬化治疗。除了甲状腺彩超外,术前/术后还应该抽血检查一下甲状腺功能,如有甲状腺功能的变化,应在内分泌医生指导下服药治疗。值得提醒朋友注意的一点是,虽然90%以上的甲状腺结节都是良性的,但是,甲状腺良、恶性病变总是在悄悄地发生,因此,每年一次的甲状腺超声体检是必要的。

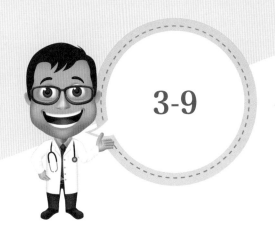

3-9

女性乳腺知多少

女性乳腺位于胸前,是重要的第二性征器官,俗称乳房。随着年龄的变化,乳房的大小及模样是不同的,譬如:丰满的乳腺,发育不良的乳腺,亦或是下垂的乳腺,主要与体内激素水平及遗传因素有关。

一、乳腺有哪些结构

乳腺由外向内的结构为皮肤层、脂肪层、腺体层及肌肉层,皮肤层含有丰富的神经,对外界刺激敏感;皮下脂肪组织包裹乳腺,起到缓冲

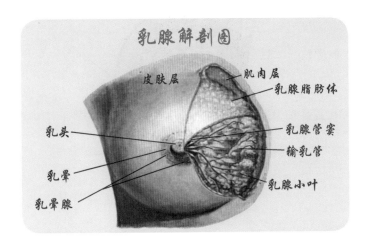

乳腺解剖图

皮肤层　　肌肉层
　　　　　乳腺脂肪体
乳头
　　　　　乳腺管窦
　　　　　输乳管
乳晕
　　　　　乳腺小叶
乳晕腺

外力、保护腺体的作用;乳腺最重要部分就是腺体结构,外有乳头及乳晕,犹如"树根",乳头上有筛孔样结构为输乳口,向深层连于输乳管,又叫乳腺导管,犹如"树枝",乳管上长有腺体小叶,犹如"树叶",每个腺体有 15~20 个腺体小叶,每个腺体小叶内长有许多腺泡。此外,还有多条纤维组织韧带与皮肤相连,起到支撑和固定乳腺的作用。

二、乳腺是如何发育的

女性的一生分六个阶段,从出生到衰老,随着年龄的增长,乳腺的发育是不同的。①新生儿期:因女性胎儿在母体子宫内受母体的性腺和胎盘产生的雌激素影响,出生后乳腺可以肿大,分泌少量乳汁。②幼年期:乳腺主要由乳管组成,腺体组织较少,乳腺发育缓慢。③青春期:激素水平作用下,乳头、乳晕增大,色素沉着,腺体增殖,导管增多。初次月经来潮后,乳腺发育成熟,腺导管延伸、扩张,皮下脂肪及纤维组织

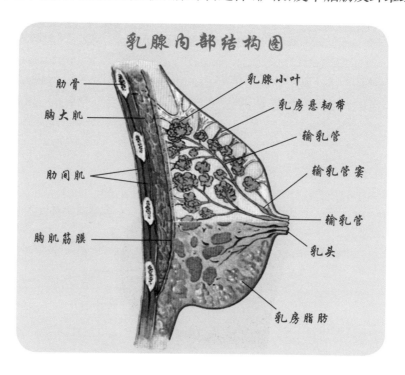

乳腺内部结构图

肋骨
胸大肌
肋间肌
胸肌筋膜
乳腺小叶
乳房悬韧带
输乳管
输乳管窦
输乳管
乳头
乳房脂肪

大量增加形成乳腺。④性成熟期：乳腺小叶增多扩大，腺泡增生肥大。女性妊娠期间，乳腺在激素的作用下迅速增大，为产后分泌乳汁及哺乳做准备。⑤围绝经期：乳腺管腔变窄，乳腺组织逐渐缩小，开始萎缩。⑥老年期：体内激素水平下降，乳腺腺体继续萎缩，脂肪减少，乳腺下垂。

三、乳房的常见疾病有哪些

乳腺常见疾病包括乳腺增生、乳腺炎、纤维腺瘤及乳腺癌等。乳腺增生多发生于 25~45 岁的生育期女性，随着月经周期出现胀痛，但疼痛不是病，是因为乳腺腺泡内有感受器，类似于皮肤，能感受到激素水平的变化。乳腺增生包括乳腺小叶增生、乳腺导管扩张、乳腺囊性增生、乳腺腺病等。纤维腺瘤属于良性肿瘤，20~25 岁常见，边界清晰，形态规则，有包膜，纵横比小于 1，常多发，但不会恶变，如过多、过大，则需要手术。乳腺炎常发生于哺乳期女性，出现红肿、发热、疼痛等症状，甚至出现脓肿。乳腺癌属于恶性肿瘤，包括原位癌、乳头状癌、髓样癌、浸润性导管癌、特殊炎性乳癌等，其中最常见的肿瘤是浸润性导管癌，无论良性还是恶性肿瘤，其表现是以包块为主，经常无疼痛感。

总之，乳腺的大小、结构及功能主要由激素水平及遗传因素决定，乳腺脂肪组织多，腺体小叶及腺泡增多，乳腺丰满，如果腺管发育不好，哺乳期时乳汁少。随着年龄增长，女性雌激素分泌减少，乳腺腺管逐渐减少，腺体萎缩。女性乳腺疼痛不是病，良、恶性肿瘤一般不疼，如果乳腺有"肿块"，尤其是无痛性硬肿块，应马上就医，明确诊断。

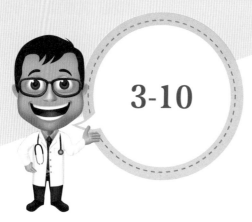

3-10

乳房疼痛是"病"吗

　　女性大脑内有一种结构称为"下丘脑",可以通过分泌激素(促性腺激素释放激素、催乳素释放因子、生长激素释放激素等)控制大脑内的另一个结构——垂体,让垂体释放相应的激素(催乳素、生长激素、卵泡刺激素等),垂体释放的激素可以促进女性卵巢的发育及

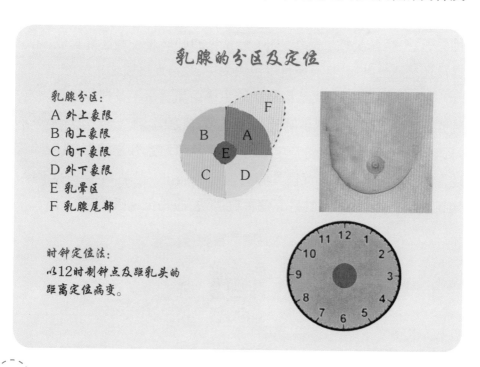

乳腺的分区及定位

乳腺分区:
A 外上象限
B 内上象限
C 内下象限
D 外下象限
E 乳晕区
F 乳腺尾部

时钟定位法:
以12时制钟点及距乳头的距离定位病变。

分泌性激素(雌激素、孕激素等)。同时,卵巢分泌的性激素又可以反过来调节下丘脑及垂体激素的合成和分泌。这个环路叫生殖 - 内分泌轴系统,又称下丘脑 - 垂体 - 卵巢轴。乳房是女性的第二性器官,受来自生殖 - 内分泌轴系统的多种激素的作用。

一、乳房疼痛与激素有什么关系

乳房是生殖 - 内分泌轴系统多种激素的靶器官,因此,乳房的生长发育及其功能的发挥均依赖于多种内分泌激素共同作用。如雌激素的增加可促进乳腺导管上皮增生,使乳管及小叶周围结缔组织发育。妊娠期雌激素还可促进腺泡发育,使乳腺血管扩张、通透性增加。孕激素的主要作用是促进小叶及腺泡发育,协同雌激素使乳腺得到充分发育。如果各种激素之间的平衡出现了失调,必然会直接或间接地影响乳房的状况及其生理功能,引起不适或疾病

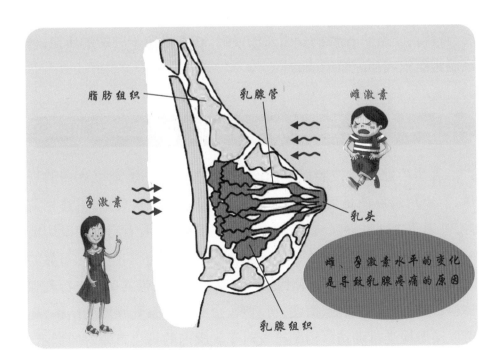

脂肪组织　　乳腺管　　雌激素

孕激素

乳头

雌、孕激素水平的变化是导致乳腺疼痛的原因

乳腺组织

的产生。此外,乳房疼痛也受遗传、环境因素、营养调节、胖瘦、情绪等多种因素的影响。

二、什么情况下乳房会疼

乳房疼痛分为生理性及病理性,其中生理性疼痛包括以下四个方面:①经期前疼痛:这是由于经期前体内雌激素水平增高,乳腺增生,乳房间组织水肿引起的,当月经来潮后就会逐渐消失;②流产后疼痛:体内激素水平骤然下降,使刚刚发育的乳房突然停止生长,造成乳房疼痛;③产后疼痛:产后乳房往往会出现双乳胀满、硬结及疼痛,这主要是由于乳腺淋巴潴留、静脉充盈、间质水肿及乳腺导管不畅所致;④其他因素:过紧的束身内衣,简直就是在给自己的乳房上刑,又勒又挤,乳房的充血、胀大就不容易消退,引起乳房的疼痛。病理性的疼痛包括:①乳腺炎:乳腺持续剧烈的疼痛,伴有明显触痛者,考虑为乳房的炎症性改变,尤其在哺乳期较易发生;②乳腺占位性病变:乳腺的一些占位性病变引发的疼痛,往往是由于肿瘤的压迫,侵袭临近组织或神经而造成的。

三、乳房疼痛该怎么办

乳房疼痛可以按照以下四个方面进行处理:①观察疼痛的规律,初步判断疼痛是否与压迫、情绪、经期变化等有关,如果有相关性,常属于生理性疼痛;②定期触摸自己的乳房,看看有没有硬块或硬结,这是一种简单有效的排除乳腺肿瘤的自检方法;③更为可靠的方法是到医院做超声或钼靶检查,40岁以后的女性需每年进行乳腺体检,超声检查无辐射、简便,可直观、全面地观察乳腺内的结构,还可以动态地进行随访。钼靶检查对于乳腺内的钙化有较好的显示,钙化是恶性肿瘤的特征之一;④对于不典型的病变或者为明确病变周围情况,可以进行 MRI 检查,也可在超声引导下进行穿刺活检,明确诊断。

　　总之,乳房疼痛的原因有很多,大部分是生理性原因引起的,少部分是病变引起的。了解引起乳房疼痛的原因,适当进行自检及常规体检是非常必要的。如果疼痛明显,医生会根据症状及相关检查结果,给予药物或其他方法对症治疗,以缓解疼痛。

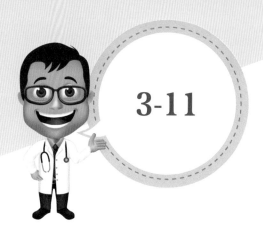

3-11

如何对待乳腺增生

　　对于乳腺增生,很多女性朋友都不陌生,它有很多名字,譬如:乳腺小叶增生、乳腺结节、乳腺病等。最常见的症状就是月经前期双乳胀痛。乳腺胀痛的程度是因人而异的,有的人胀痛症状非常明显,有的人月经期的时候只是轻微的一种胀痛,甚至是没有症状,没有感觉的。

一、什么是乳腺增生

　　导管和腺体是正常女性乳腺内的主要结构,女孩 9~14 岁进入青春发育期时,在生殖 - 内分泌轴的多种激素影响下乳腺开始发育,包括乳腺小叶增多、乳腺腺泡扩大、乳腺导管变粗等变化,这种变化随月经周期变化又会发生微变化,这就是所谓的"乳腺增生"。乳腺上皮和纤维组织增生,乳腺组织导管和乳腺小叶在结构上的退行性病变及进行性结缔组织的生长。其发病原因主要是内分泌激素失调(雌激素增高伴孕激素下降)。导管和乳腺小叶内有雌激素和孕激素的"感受器",如果女性朋友因为各种原因导致体内激素水平发生变化,譬如:月经前期、孕期、哺乳期,甚至偶尔情绪波动时,都会使乳腺

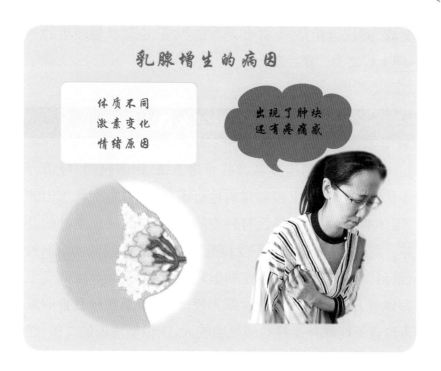

中的导管扩张,腺叶肿大,诱发"感受器"启动,引起疼痛的发生。由于每个人的体质不同,"感受器"的敏感程度也不同,每个人疼痛的程度也不同。等到激素水平恢复正常时,大多数乳腺发生的变化又会恢复到原来的状况,乳腺体积缩小。

二、为什么增生摸起来像长了"肿块"

乳房就像一个大弹簧,在女性排卵前、怀孕后等情况下,受激素影响,乳房中的腺泡扩张,其周围血管也扩张,导致血液增多。胀大的乳房不仅让女性有胀、痛的感觉,而且手触可以摸到大小不等的、稍硬的、有活动度的、边界不清的"肿块",事实上是一个个胀大的乳腺小叶,就好像摸到"结节"一样。乳腺增生如果不疏通就会"打结",乳腺内的腺体及导管等结构发生排列紊乱的情况持续存在,时间久了就变成"硬块",但是,它并非是真的肿瘤,也是乳腺增生的一种表现,病理上称之为"增生瘤化"。

三、乳腺增生是怎么查出来的

超声检查是无创检查乳腺的首选方法,因其便捷、经济、无创、无痛等优点成为临床上较常用的检查手段,能够发现乳腺内的微小病灶、腺体的排列情况、是否有肿瘤的发生,能够确定病灶的范围及位置等。同时,超声是唯一不受检查次数、不受间隔时间限制的检查方法;是可以反复用于随访(定期做超声检查)观察乳腺病变发展变化的影像学方法。超声检查诊断为良性时,定期随诊复查即可。但当超声检查不能除外恶性时或乳腺较大、图像不清晰的时候,建议联合 X 线钼靶及磁共振成像检查,以明确病变性质。

总之,乳腺增生大多属于生理反应,一般不需要治疗,仅需定期做超声检查即可。对于疼痛较轻的乳腺增生患者,可调节心理,自动缓解压力;疼痛症状明显者,尤其是病理性的乳房疼痛要看医生,对症治疗。

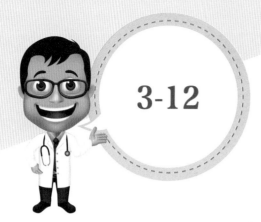

3-12

乳腺纤维腺瘤是什么病

乳腺位于双侧胸部前方,是女性重要的第二性征器官,它是集哺乳功能、性感功能及特有的女性美象征为一体的器官。然而,乳腺里却总是出现"不速之客"——乳腺肿块,这让许多女性朋友"闻之色变",但却不知,并不是所有的乳腺肿块都是恶性的,乳腺肿块里也有很多良性肿块,譬如:乳腺囊肿、乳腺纤维腺瘤、乳腺腺瘤及导管内乳头状瘤等。良性的乳腺肿块多数可触及完整的边界,质地较软且有滑动感,其中,最为常见且钟爱年轻女性的肿块就是乳腺纤维腺瘤。

一、纤维腺瘤是怎么得的

乳腺纤维腺瘤是女性乳腺常见病之一,青春期后任何年龄段的女性都有可能患此病,其主要成分是排列紊乱的乳腺小叶内的纤维组织和腺上皮组织,本来是乳腺内的正常结构,却因为收到激素的命令而"疯长"形成瘤体,18~25岁的女性最常见。一般为单发,也可多发,大小不等,摸上去圆圆的、硬硬的、滑滑的,上下左右活动度非常大。引起乳腺纤维腺瘤的病因主要是与体内雌激素过高有很大关

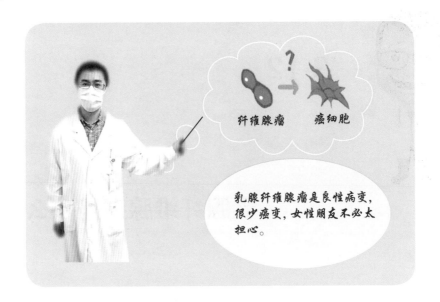

系,而造成雌激素增高的原因有遗传因素、过度肥胖、人工流产次数过多、产后不哺乳、使用过多含有雌激素的化妆品与保健品等。

二、怎么检查出纤维腺瘤

　　每位女性都要学会乳腺自查方法,一旦发现乳腺肿块或异常,马上到医院就诊,最有效的检查方式是乳腺超声检查,先确定是否有肿瘤,如果有肿瘤,医生会进行良、恶性分级。在乳腺超声报告的诊断中都可以看到 BI-RADS 分级(乳腺影像报告和数据系统)的字样,这是美国放射学会推荐的世界通用的评估乳腺病变的标准,一共分 0~6 级,钼靶、超声及磁共振成像都通用这个评估标准。BI-RADS 0 级提示超声检查不能全面评估病变,需要进一步结合其他影像学检查诊断。BI-RADS 1 级提示影像学检查未见明显异常,可定期复查;BI-RADS 2 级提示良性病变,建议每年复查;BI-RADS 3 级提示几乎为良性的肿物,恶性程度小于 2%,但不能确定病理类型,建议短期(3~6 个月)随访;BI-RADS 4 级是一个重要的分水岭,达到 4 级说明有恶性可能,4a 级恶性可能性比较小(20% 以下);4b 级的恶性可能性为 20%~50%;4c 级则说明恶性可能性比较大,可达 50%~95%;BI-RADS 5 级提示恶性可能性大于等于 95%,必须进行穿刺活检或手术切除;BI-RADS 6 级是病理活检证实为恶性病变。乳腺纤维腺瘤一般有典型特点,譬如:有包膜,边界清晰,内部回声均匀,多数为 BI-RADS 3 级。如果可疑纤维腺瘤病灶的超声表现不典型分为 BI-RADS 4 级,需要通过乳腺弹性超声、超声造影或活检来进一步判断其性质。

三、乳腺长瘤切还是不切

首先要明白,纤维腺瘤一旦形成,按摩、吃药是不能使它消失的。一般来说,20 岁以下的年轻女性,乳腺纤维腺瘤在 1.0 厘米以下,不必紧张,可以在临床医生的监控下定期随访检查。有报道显示较年轻女性乳腺纤维瘤有自行消失的可能性,所以,对体积较小,生长缓慢,具有典型良性特征的乳腺纤维腺瘤,可以定期检查,暂不手术。但是,乳腺纤维腺瘤在 1.0 厘米以上的女性患者要引起重视。

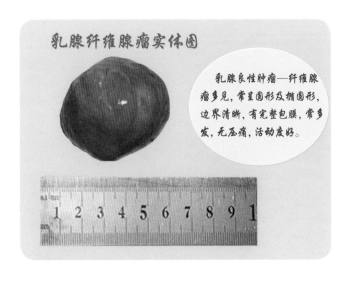

乳腺纤维腺瘤实体图

乳腺良性肿瘤—纤维腺瘤多见,常呈圆形及椭圆形,边界清晰,有完整包膜,常多发,无压痛,活动度好。

尽管乳腺纤维腺瘤与乳腺癌没有直接关联,癌变的风险几乎可以忽略不计,恶变率并不高,但妊娠可使其迅速增大,故计划怀孕前可以考虑将其切除。可以采用微创的手术方法治疗纤维腺瘤,手术时间短,瘢痕很小,不会影响美观。

总之,乳腺纤维腺瘤是常见于 30 岁以下女性的良性肿瘤,与身体里的雌激素过高有关,超声检查可以看到一个有包膜、圆圆的结节。对于增长较快、计划怀孕及绝经期后的妇女建议切除。不同年龄段的女性还应坚持乳房自查,30 岁以上要定期到正规医院乳腺门诊进行体检,而不能听信所谓的乳房保养就能预防和治疗乳腺纤维腺瘤的说法。

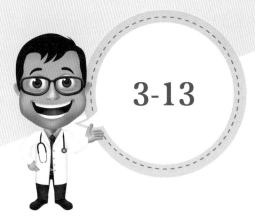

3-13

如何早期发现乳腺癌

　　乳腺癌是发生在乳腺腺上皮组织的恶性肿瘤,好发于乳房外上部,癌细胞很容易脱落游离,随血液或淋巴液播散全身,病变早期就能发生肺脏、脑部、骨骼的转移,给乳腺癌的临床治愈增加了很大困难。全球乳腺癌发病率一直呈上升趋势。据国家癌症中心公布的数据显示:乳腺癌发病率位居女性恶性肿瘤的第一位,而且,年龄越来

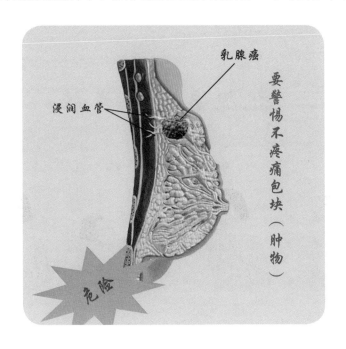

乳腺癌

浸润血管

要警惕不疼痛包块(肿物)

危险

越年轻化,也使每位生育期女性朋友成天恐慌不安。根据乳腺癌对周围组织的侵犯程度,主要病理分型分为:非浸润性癌、早期浸润性癌、浸润性癌及其他罕见癌。非浸润性癌愈后较好,浸润性癌恶性程度比较高,愈后较差。

一、如何早期发现乳腺癌

早期乳腺癌首发表现就是"无痛肿块",然而,老百姓的误区往往非常重视"疼痛"而忽略无痛包块,因此,一部分乳腺癌患者就诊时就已经是晚期患者了。早期乳腺癌不痛的主要原因是:肿瘤早期生长时,还没有刺激人体内产生致痛物质,同时,镇痛因子分泌会增多,导致很少有人会出现疼痛感觉。乳腺癌晚期会出现乳房皮肤"橘皮样改变"、乳头凹陷或抬高、流出暗红色血性液、腋下淋巴结肿大。所以,短期内发现乳腺局部明显增大或有包块,应该怀疑有恶性病变的可能,需要尽早确诊。生活中,由于乳腺组织表浅,患者如果细心自检,是可以触及肿块的。自检需要四步:①看:面对镜子双手下垂,

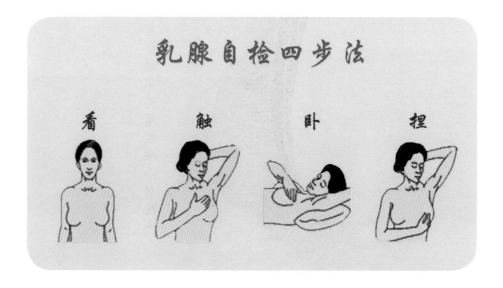

乳腺自检四步法

看　　触　　卧　　捏

观察乳房大小、对称性,皮肤及乳头的异常;②触:单手上提至头部后侧,另一只手检查乳房,以手指的指腹轻压乳房,感觉是否有硬块;③卧:平躺,肩下垫枕头,将单手弯曲至头下,重复"触"的方法,检查腋下有无淋巴肿大;④捏:以大拇指和食指压捏乳头,注意有无异常分泌物。

二、哪些人好发乳腺癌

乳腺癌好发人群又称为乳腺癌高危人群,这类人群必须在常规体检基础上增加体检次数,以早期发现乳腺癌,对拯救生命至关重要。高危人群:一方面有乳癌家族史,月经初潮早者(12 岁以下),绝经年龄晚者(55 岁以上),从未哺乳、从未生育、生育过晚或流产次数多者,长期使用雌激素药物的女性要高度重视。另一方面,乳腺腺体发育较差,纤维组织较多,质地较坚实的女性,有一侧乳癌史者。其次,某种病毒、内分泌紊乱、高脂肪饮食、饮酒、电离辐射、精神紧张、烦忧等因素也是乳腺癌的高危因素,在一定条件下多因素共同作用就会引发乳腺癌。

三、多久体检一次最好

成年女性至少每年进行一次乳腺常规体检。体检的常用方法有两种,超声检查是目前临床中最简便、快捷,可多次重复检查的手段,对妊娠及哺乳期妇女等所有年龄女性适用。而且,对病灶定位准确,可确定乳房内有无肿块及其大小、位置,鉴别囊性还是实性,肿块是否伴有血流信号等。另一种方法是乳腺钼靶检查,钼靶检查的的优势在于发现有微小钙化的乳腺癌比较敏感,但对于小乳房及小病灶检出率偏低。其他的乳腺检查方法有超声弹性成像技术、乳腺造影、

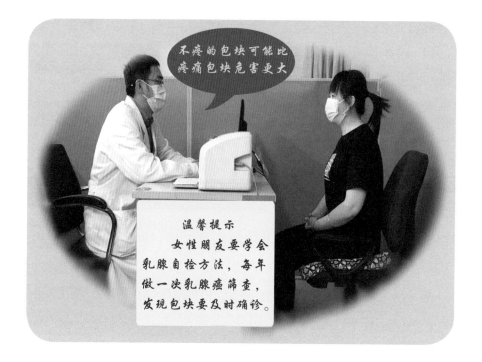

乳管造影及乳腺活检,通过对肿瘤硬度或病理结构的诊断与分析,能更有效的诊断乳腺疾病,精准地找出乳腺癌。

　　总之,乳腺癌从一个癌细胞发展到临床可触及的直径 1.0 厘米大小时,一般需要 2~3 年。未经任何治疗的乳腺癌患者平均生存期只有 3 年。乳癌根治术后 5 年生存率已达 98%,10 年生存率达 95%。所以,只要早期发现、早期诊断和早期治疗,大多数乳癌患者是可以延长存活期或达到治愈的效果。早期发现乳腺癌的有效方法是"乳腺的自我检查法"及定期体检,首次发现无痛性肿块一定要到医院确诊,让专业医生检查判断良、恶性。

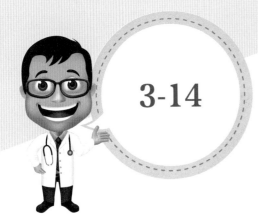

3-14

男性也会有乳腺疾病吗

提起乳腺疾病，人们首先想到的是女性，因为，女性承担着繁殖后代及哺乳的任务，乳房发育好也是女性形体美的重要标志之一。受体内雌激素含量周期性波动的影响，女性乳房会随着月经周期出现有规律的疼痛等症状。一些肿瘤也常发生于乳腺，尤其乳腺癌是女性的第二大杀手，占女性癌症的 17.1%。所以，女性会更加重视乳腺疾病，经常体检或触摸自检，以便于早期发现乳腺疾病。然而殊不知，强壮的男性也会患有乳腺疾病，良性、恶性肿瘤均可发生。

一、为什么男性会有乳腺疾病

男性和女性一样，也具有乳腺组织，但是，由于男性体内雄激素占主导地位而雌激素很少，使男性乳腺大部分是由脂肪和纤维组织组成的。因此，正常男性乳腺腺体是不发育的。由于某些原因使男性体内雌激素增多、雄激素减少时，就会促使男性乳腺发育，常见于乳头周围及后方出现包块，引起男性乳腺腺体增生。导致男性体内雌激素相对增多的主要原因：①生理性因素：如年龄增加，雄性激素水平随之降低；②病理性因素：如肝脏疾病使雌激素升高；③药物作

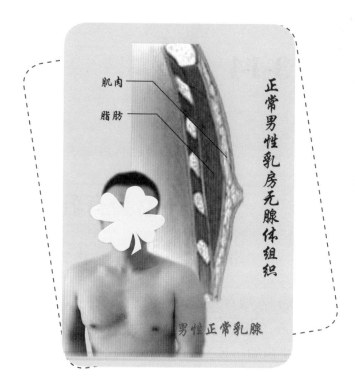

肌肉

脂肪

正常男性乳房无腺体组织

男性正常乳腺

用:某种药物的副作用也可能促使男性乳腺发育。

二、男性乳腺会出现哪些疾病

男性乳腺最常见的良性疾病是乳腺增生,此病具有发展成乳腺癌的潜在风险。虽然,男性乳腺癌发生率低,仅为 0.5/10 万,但也要重视。男性乳腺增生不同于女性,常发生在单侧,触摸乳头后方时可以有局限性的结节或包块,症状不明显或有轻微疼痛。如果,男性乳房发现以下症状,一定要注意到医院进行检查:①乳房肿块:乳头周围软软的包块是男性乳腺增生最常见的表现,一侧乳腺出现包块多见;②乳头溢液:常见于 50 岁以上男性,单侧乳头溢液者多见;③乳房皮肤改变:皮肤局部凹陷呈"酒窝"样或局部皮肤毛囊凹陷呈橘皮样表

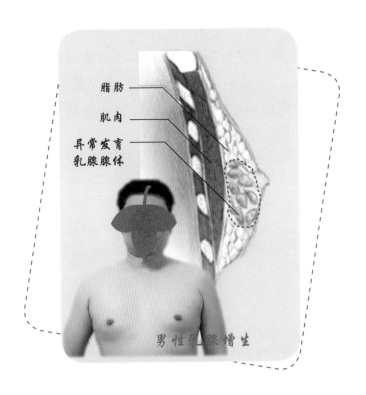

脂肪

肌肉

异常发育
乳腺腺体

男性乳腺增生

现;④淋巴结肿大:双侧腋窝及脖子上摸到肿块和小结节。

三、哪种检查适合于男性乳腺疾病

当出现上述症状或不适时,应及时到正规医院进行检查。临床上有查体、超声、钼靶及磁共振成像等多种检查手段,其中,超声检查应作为检查乳腺疾病的首选方法,因为,超声检查便捷、价格低、无辐射,适合体检或多次复查。此外,超声对软组织的分辨率高,超声检查乳腺无检查盲区,可以较好显示乳房、边缘及腋下。钼靶检查不适合男性乳腺。弹性成像、超声造影、超声引导下穿刺活检等超声新技术能够进一步明确肿物性质,以指导治疗。

总之,男性也会有乳腺疾病,乳腺癌也不是女性的专利,如果男性在不发育的乳腺上摸到"包",虽然不疼也要引起重视,及时到医院进行超声检查。生活中,要注意会导致体内雌激素增加的食物的摄入量,如动物内脏、蜂王浆、人参鹿茸等补品类,尤其小男孩慎重食用!

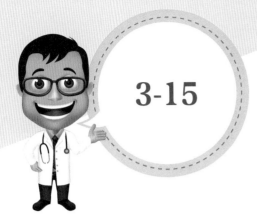

3-15

乳腺超声和钼靶哪个更好

乳腺疾病有很多种,常见的包括乳腺增生症、乳腺炎、乳腺囊性病变、乳腺纤维腺瘤及乳腺癌等。有些乳腺疾病有症状,譬如:乳腺疼痛、乳腺局部皮肤红肿、发热、乳腺包块、乳头溢液等,有些没有症状。然而,常见的乳腺疼痛并不"可怕",那些无症状、又硬又固定的团块才更"可怕"。对于乳腺里的团块,常规的超声和钼靶检查是必不可少的,但受检者日常的自我检查则更为重要。

一、乳腺的超声检查有哪些优势和不足

超声检查是通过在屏幕上形成与解剖图相似的画面,以此来判断是否存在病变,这种检查对人体没有伤害、没有辐射、价格便宜、定位准确、可以定期重复检查。乳腺超声检查形成的图像可以让医生观察到病灶的大小,内部是液性的还是实性的,病灶的形态、边界,内部有无钙化及血流情况等,通过这些征象,医生可以判断病灶的良、恶性。乳腺超声图像上良性的病灶多是边界清晰、形态规整的,恶性病灶多是边界模糊、形态不规整,部分内部有直径小于 0.5 毫米的钙化即微钙化的,如超声考虑良性病变,BI-RADS 分级 3 级以下,

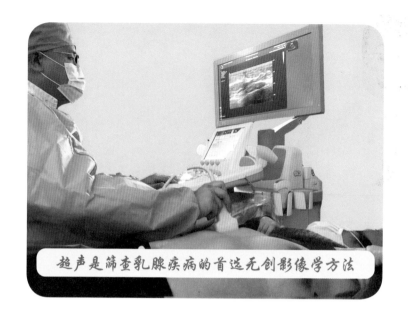

超声是筛查乳腺疾病的首选无创影像学方法

可建议 1 年或 3~6 个月定期随访;如考虑恶性病变则建议进行超声弹性成像、超声造影及超声引导下穿刺活检进一步明确病灶的良、恶性。不足之处是超声对于乳腺内微小钙化灶往往不敏感,而且,乳腺病灶表现多样化,病变特征不典型时,会影响超声诊断的准确性。对于比较大的乳腺,超声对于深方病灶的穿透力较差,从而会影响超声的结果判定。

二、乳腺的钼靶检查有哪些优势和不足

钼靶检测方法属于 X 线检查,检测时需将乳腺组织尽量多地放置入两片钼靶摄片夹中,收紧摄片夹,让乳腺组织尽量平整,患者会有一定程度的疼痛感。钼靶检查虽然具有一定的辐射性,但穿透力好,更适用于较大的乳腺,对于乳头周围及腺体中央的病灶更具优势。钼靶检查可以发现乳腺里非常细微、非常局限的微小钙化,而这些钙化往往是乳腺癌的初期表现。但也存在一定不足,如钼靶检查

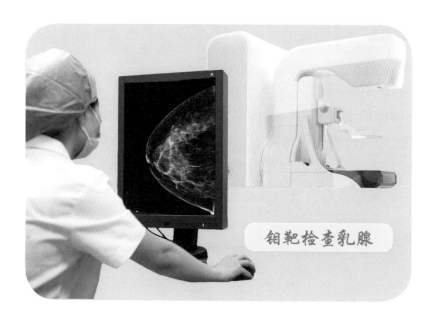

钼靶检查乳腺

不适用于乳腺较小、病灶偏小、病灶位于腺体边缘、病灶内无钙化及致密性乳腺的受检者。钼靶具有一定的放射性，对人体相对有害，一年只能检查一次，不适宜作为乳腺的首选体检项目，对于备孕及怀孕的女性就更不能用了。

三、乳腺检查的合理程序是什么

目前，乳腺疾病检查的"金三联"是体格检查、超声检查和钼靶检查。首先可以进行乳房自检或由专科医师进行触诊，如果发现局部存在包块或异常，再进行常规超声或钼靶检查，超声检查和钼靶检查是相互补充的，有的时候两者需要相互结合才能有效地提高诊断准确率。必要时可以做核磁检查、超声弹性成像、超声造影及超声引导下穿刺活检术，进一步明确诊断。根据精准的检查结果，我们就可以选择最佳的治疗方案——药物治疗、定期随访或手术治疗等。对于乳腺癌的早期发现，定期体检必不可少，特别是对于家族中有患有乳腺癌的高危人群、乳腺癌术后及有临床症状的患者等。

总之,乳腺癌好发于 50~55 岁的绝经期女性,对于乳腺癌的发现,定期体检尤为重要。我国女性多乳腺偏小,因此,对于乳腺疾病的筛查,超声检查应作为首选! 若发现不能确诊的肿物,可进一步选择钼靶检查、超声弹性成像、超声造影及超声引导下穿刺活检,多种检查方式相结合可有效地提高乳腺癌的检出率!

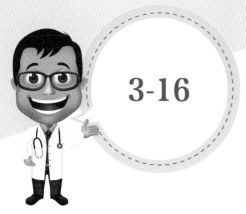

3-16

腋下包块需要检查吗

腋下是指人体的两个上肢与身体的交接处,俗称腋窝。腋下皮肤有很多的汗腺,当我们感觉到紧张或者周围温度高时,腋下就会出汗。正常的腋下结构从外向内包含有皮肤、脂肪、肌肉及遍布在其中的血管、神经、淋巴管与淋巴结等。

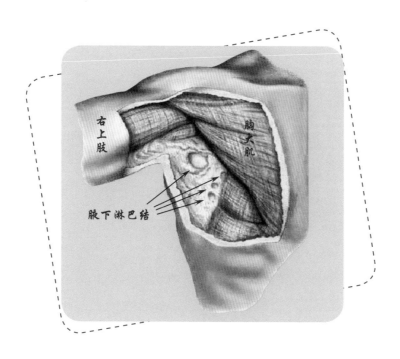

右上肢

胸大肌

腋下淋巴结

一、腋下会不会得病

腋下的组织种类虽然很多,但是,很少出现问题。如果有问题,经常会以包块形式出现,可以是软的也可以是硬的,患者可以感觉到疼痛也可以不疼痛。那么,通常的腋下包块的成分是什么呢? 从外向内来说:①皮肤层通常位置表浅,可能出现由炎症导致的病变,譬如:毛囊发炎时,皮肤局部会出现红、肿、热、痛的包块;也有无疼痛、皮肤正常的包块,是皮脂腺导管阻塞导致的皮脂腺囊肿,也就是常说的"粉瘤";先天原因导致的皮样囊肿及表皮样囊肿也常出现在皮肤层内,后两种病变一般无明显症状;②皮下脂肪层常见的可能是脂肪瘤,或是肥胖导致的脂肪堆积,这两种情况一般没有症状。当然,对于女性来说,最常见皮下包块就是副乳,通常无疼痛,伴有增生时可以出现经期前疼痛;③更深层常出现的是淋巴结的病变:可能是因为腋下汗腺管的炎症导致的淋巴结肿大,也可能是其他部位的癌肿转移到腋下使淋巴结增大。

二、副乳是什么

顾名思义,副乳是出现在正常乳房之外的乳腺组织。胎儿时期,从腋窝到腹股沟有 6~8 对乳腺始基,也可以理解为乳腺的"发源地"。出生前,除了胸前的一对乳腺始基外,其他"发源地"都会退化,若是没能完全退化则会形成副乳,一般发生在腋下,部分人还可以看到副乳头。由于副乳内部的组成也是乳腺组织,所以,乳腺的生理、病理改变它都会同时发生,包括随激素水平及月经周期而发生的变化。非月经期通常无症状,在月经前会和正常乳房一样有痛感,青春期疼痛严重,哺乳期副乳也会增大,导管也会扩张。同

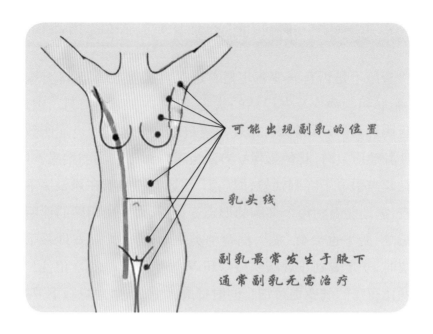

可能出现副乳的位置

乳头线

副乳最常发生于腋下
通常副乳无需治疗

时,乳腺组织能患的多种疾病副乳也会患,最常见的疾病仍然是副乳增生。

三、腋下其他肿物是什么

　　除了副乳以外,若是在腋下摸到的不痛的质软肿物,位置比较浅,靠近皮肤,那考虑其为皮肤层或脂肪层的良性包块,多数不需要过分担心,只需要定期观察即可。若是摸到疼痛的硬结节,那可能是炎症病灶,常来源于淋巴结,考虑炎性淋巴结肿大或是一类特殊的炎症——结核。如果在腋下无意中摸到位置较深的无痛但质硬的结节一定要注意,这种结节可能来源于腋下淋巴结,必须排除转移性肿瘤,常见于女性乳腺癌的转移,要及时做乳腺超声及胸部CT等检查。

四、如何检查腋下肿物

检查腋下是否有病变肯定是首选超声检查方法,大部分病变如副乳、脂肪组织病变及淋巴结的病变,超声均能明确判断。但是,如果一旦确诊为淋巴结肿大,常规超声难以区别是慢性炎症所致还是转移性肿瘤所致时,其他影像学方法也难以做出准确的结果。因此,就要在超声引导下穿刺活检,取"点"病灶上的组织在显微镜下做病理检查,病理能看到每个细胞的形态变化,从而给出明确的诊断。

总之,腋下也会有"病",病变种类并不单一,尤其发现腋下无痛的包块时,一定要到正规医院接受超声检查,尽早诊断。记住!无痛的病变比有痛的病变更可怕!同时提醒大家,日常注意腋下卫生,经常清洗,防止毛孔堵塞以致发生炎症。

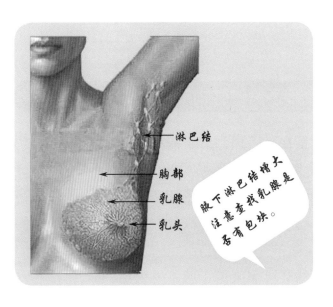

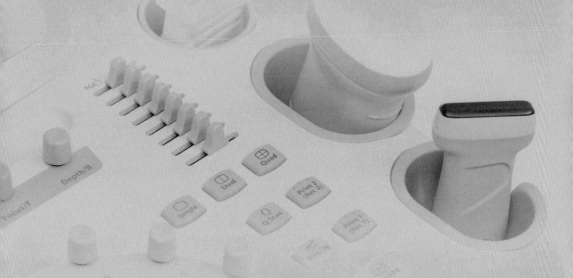

04

腹部篇

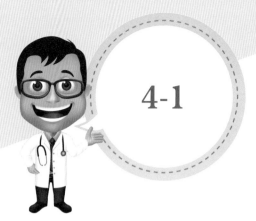

4-1

你了解人体的"化工厂"吗

　　肝脏是人体腹腔里最大的实质器官,也是最大的消化腺,位于右上腹,隐藏在膈下和肋骨后面。肝脏由于血液丰富,所以呈红褐色,形似楔形,右侧钝厚而左侧扁窄,质地较软。肝脏分为上下两个面,上面光滑,呈圆弧形,靠近膈肌,称为膈面;下面"藏"有胆囊,与

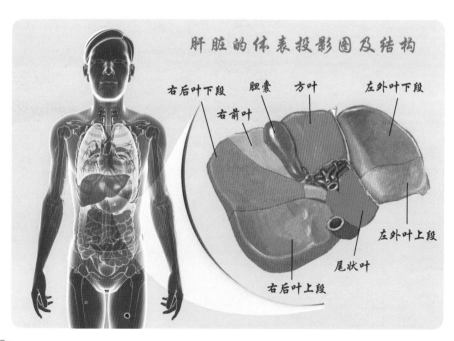

肝脏的体表投影图及结构

右后叶下段　　胆囊　　方叶　　左外叶下段
右前叶
尾状叶
左外叶上段
右后叶上段

结肠、胃、胰腺等脏器"做邻居",称为脏面。正常成年人肝脏长约25.8厘米,宽约15.2厘米,厚约5.8厘米,重1 500~2 000克,男性的肝脏比女性的重,相当于体重的2%。

一、肝脏是如何构成的

肝脏主要由50万~100万个肝小叶组成,肝小叶主要由肝细胞组成,占肝脏总重量的80%以上。此外,还有肝脏的血管、肝胆管及结缔组织等。通常大家所熟知的肝脏分为"瘦小"的肝左叶和"宽大"的肝右叶,在医学上,肝内存在着一些"裂隙"将肝脏分为5个叶。肝脏的血管系统有门静脉系统、肝动脉系统及肝静脉系统。门静脉是人体内唯一进入脏器"起供养动脉作用"的静脉。门静脉和肝动脉是两条为肝脏供血的血管,正常生理情况下,门静脉供血占肝脏的2/3,是肝脏的"加油站",为肝脏提供源源不断的营养;而肝动脉供血占肝脏的1/3,是肝脏的"氧气仓",为肝脏提供含氧量高的动脉血。肝静脉是把肝脏代谢的废物带走的血管。

二、肝脏有哪些作用

肝脏是机体新陈代谢最活跃的消化器官。有许多化学物质都是在肝脏内制造和分解的。肝脏有"人体化学加工厂"之称,它的三大主要作用是:制造胆汁、储存糖原、解毒。肝脏生产的胆汁,能够协助机体消化并吸收脂肪。此外,人体用不完的热量和脂肪,肝脏就会暂时贮存起来,以备不时之需。我们每天吃的食物,经胃肠道吸收后将营养物质运输至肝脏,在肝脏内进一步加工后变成可供人体细胞利用的"养分"。胃肠道也会吸收细菌或真菌等毒素,并通过门静脉流入到肝脏中,让肝脏对这些毒物进行代谢,转变成一些对人体无害的

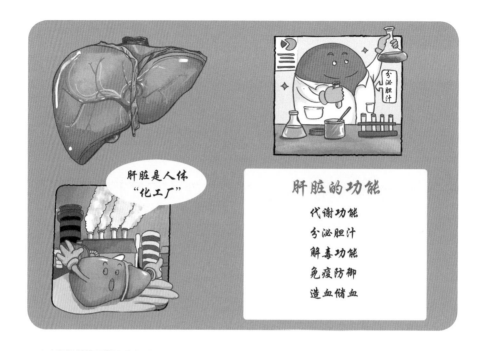

东西,减少机体的患病风险,起到解毒作用。此外,肝脏还有分泌消化液、合成储存维生素等上百项生理功能。

三、肝脏易得哪些疾病

据临床流行病学统计,肝脏疾病是全球九大致死疾病之一。目前,全球肝脏疾病患病人数约 13 亿,其中,我国存在不同程度肝损伤的患者就高达 3 亿人。大家最常听说的肝脏疾病应该就是"乙肝—肝硬化—肝癌"三部曲,但肝脏常见疾病不仅如此,总体上包括:①肝脏代谢性疾病,如脂肪肝、酒精肝、毒性相关的肝损坏等;②肝脏感染性疾病,如病毒性肝炎、肝包虫病、肝脓肿;③肝脏肿瘤性疾病,如肝癌、肝血管瘤、肝脂肪瘤、肝肉瘤等;④其他,如肝内胆管结石、自身免疫性肝病等。

四、如何保护肝脏

肝脏出现问题的时候，身体就会产生一系列的信号，譬如：肝功能受损早期可能会出现厌食、恶心、呕吐、疲惫无力等；进展期可能会出现面色蜡黄、体重下降等。因此，预防肝病，要防微杜渐，从日常生活做起：①注重饮食均衡，少吃高油、高糖食物，控制脂肪摄入，但高蛋白是肝脏的最爱，丰富的蛋白质可以修复肝细胞，促进其再生；②不要过量饮酒，研究表明，34%的肝硬化死亡患者和25%的肝癌患者，均与大量饮酒有关；③避免肝炎病毒感染：避免患病毒性肝炎最有效的手段是接种甲、乙型肝炎疫苗，接种后应定期监测抗体水平，及时强化接种；④提高个人卫生水平，加强饮食、饮水及环境卫生管理。不吃不洁食物，少吃夜宵；⑤患病时一定要在医生的指导下科学用药，定期复查肝功能。更应注意的是，一些中药及营养保健品也可能损害肝功能，切忌盲目用药。

总之，肝脏需要定期检查，肝脏的功能变化的检查方法是通过抽血化验肝功能，肝脏形态变化的检查手段有超声、CT、磁共振成像等。因超声检查无辐射、价格便宜、操作方便、对软组织分辨力高，故首选超声作为肝脏疾病的筛查手段。若常规超声不能确诊，推荐应用三大超声新技术——超声弹性、超声造影、超声引导下穿刺活检进一步确定诊断。

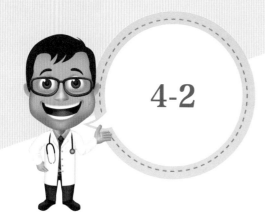

4-2

得了肝囊肿治不治

肝囊肿是一种较常见的肝脏良性疾病,可单发或多发,肝囊肿是一种类似"水泡"的结构,周围有很薄的壁,单纯肝囊肿内部是无色或淡黄色的液体,生长速度缓慢,常无症状,因此,大多数患者都是通过体检发现的。

一、肝囊肿是怎样形成的

肝囊肿分为三种类型:先天性肝囊肿、假性肝囊肿和潴留性肝囊肿。①先天性肝囊肿有三种病因,其一是由于胚胎期肝内胆管和淋巴管发育障碍所致,其二是由于胎儿期患胆管炎或肝内胆管其他病变引起局部增生阻塞造成近端扩张,可单发也可多发。其三是多囊肝,它是一类基因遗传性先天性肝囊肿,囊肿会随着时间推移逐渐增多、增大,常合并多囊肾。②假性肝囊肿多是由炎症、创伤、寄生虫等疾病所致。③潴留性肝囊肿是由于肝内某个胆小管由于炎症、水肿、瘢痕或结石阻塞引起分泌增多或胆汁潴留引起,多为单发。其中最常见的是先天性肝囊肿,占囊肿的90% 以上。

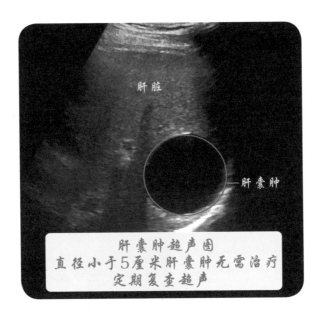

肝脏

肝囊肿

肝囊肿超声图
直径小于5厘米肝囊肿无需治疗
定期复查超声

二、肝囊肿有什么危害

一般情况下,肝囊肿不会对人体的生命构成危害。如果,不是多发囊肿或多囊肝也不会有任何症状,小的单发囊肿的危害极小,可以忽略不计。囊肿属于良性病变,绝大多数生长速度缓慢,少数肝囊肿生长速度较快,较大时会压迫周围正常结构,甚至影响肝脏的正常功能。肝囊肿继发感染时,患者可有肝区疼痛、发热、白细胞升高等炎症表现。少数肝囊肿的囊壁血管可自发破裂,导致囊内出血,可能出现肝区剧烈疼痛,酷似急腹症。

三、发现肝囊肿怎么办

不是所有的肝囊肿都需要治疗,一般认为直径小于5厘米的肝囊肿不需要治疗,定期观察即可。对于直径5厘米以上的肝囊肿,目前有三种治疗手段,即传统手术治疗、腹腔镜及超声引导下微创介入治疗。以往肝囊肿的治疗以手术切除为主,但这种方法创伤大,术后恢复慢,易复发,容易发生粘连等不良并发症。腹腔镜手术切口小,恢复快,不足之处在于术中有可能影响肝脏的血供,损伤肝脏的功能。更重要的是,这两种方法的治疗费用高,而且不可重复治疗。而超声引导下介入治疗术是在超声监视下选择最安全的路径,用一根细针经过皮肤,穿到肝囊肿内,把囊液

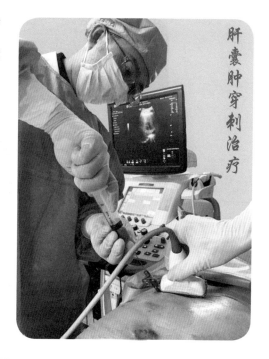

引流出来,再向囊肿内注入硬化剂,使囊肿壁硬化不再产生囊液,肝囊肿就会慢慢萎缩消失。这种治疗方法的优势在于风险极小、无痛苦、无辐射、创伤小、恢复快、费用低廉、治愈率高,可选择门诊治疗,亦可选择住院治疗,术后无需吃药、换药。术后每3个月复查一次超声,观察病灶吸收情况。

总之,超声是排查肝脏疾病的首选方式,由于其具有无创、无辐射等诸多优点,便于肝囊肿的定期随访。在随访过程中,小的肝囊肿不需要治疗,较大的肝囊肿可以选择超声引导下微创介入治疗。

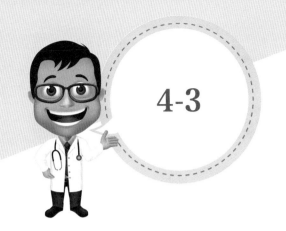

4-3

肝血管瘤可怕吗

日常生活中,人们总会谈"瘤"色变,认为医学上所说的"瘤"是要手术切除的肿物。在肝脏超声体检时,医生常提示受检者"肝上长了血管瘤"。肝血管瘤多在体检或治疗其他疾病过程中被无意发现,患者多无明显不适症状,可发生于任何年龄,女性多见。肝血管瘤单发比较多,多发也不罕见,瘤体有大有小。肝血管瘤发展很慢,甚至随访多年也没有太多进展,绝大部分不会发生恶变。

一、肝血管瘤的成分是什么

肝血管瘤是肝内最常见的良性肿瘤,常见病因是胚胎发育过程中,肝内血管发育异常引起,好似缠绕的"麻线团"。肝血管瘤按病理可分为四种类型:毛细血管瘤、海绵状血管瘤、硬化性血管瘤及血管内皮细胞瘤,其中,以毛细血管瘤与海绵状血管瘤较为常见。毛细血管瘤血管较多、血管腔比较狭窄,间隔纤维组织非常丰富;海绵状血管瘤内部呈"蜂窝状",血管粗大,显微镜下可以显示大小不等的囊状血窦,血窦之间有纤维组织分隔,血窦内是几乎不流动的血液。不同类型的血管瘤,组成成分不同,导致了血管瘤的"长相"也不同,因此,在影像学检查中的表现也不同。

二、用什么方法检查肝血管瘤呢

　　血管瘤属于肝脏局部发生的形态及结构的改变,可以采用三大影像学检查方法,US、CT、MRI 均可筛查肝血管瘤。但是,超声以其无创、无射线、价格便宜等优势应为首选筛查方法。并且,不同类型的肝血管瘤的超声表现不一样,常见的血管瘤有毛细血管瘤及海绵状血管瘤,其中,最容易发现的是毛细血管瘤,超声诊断不易漏诊,它与正常肝组织超声表现对比强烈,犹如黑暗中的"一盏灯";其次是海绵状血管瘤,在超声上表现多种多样,以体积较大著称,超声检出率低于毛细血管瘤,也就是说直径小于 1 厘米的病灶超声不易找到。CT 和 MRI 对肝脏血管瘤的检出率较高,均能良好地显示其影

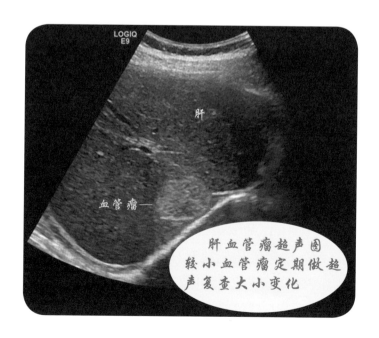

肝血管瘤超声图
较小血管瘤定期做超
声复查大小变化

像学特点，其中MRI对于不典型的肝血管瘤显示更佳。

三、肝血管瘤用不用治疗呢

由于肝血管瘤极少变成恶性肿瘤，而且"个头"较小、直径小于2厘米。通常情况下无论单发还是多发，均无需干预治疗，只需要定期进行超声随访观察。若随访过程中肿物有增大趋势或最开始体检发现时肿物就较大，不能与恶性肿瘤（肝癌）相鉴别时，就建议进一步检查并治疗。治疗方法通常有：①US或CT引导下的射频消融术、硬化治疗术或肝血管栓塞术，这种微创介入手术创伤小，是血管瘤治疗的首选方法；②传统方法：手术或腹腔镜切除，但是，这种方法创伤大、费用高，临床上现已很少采用。

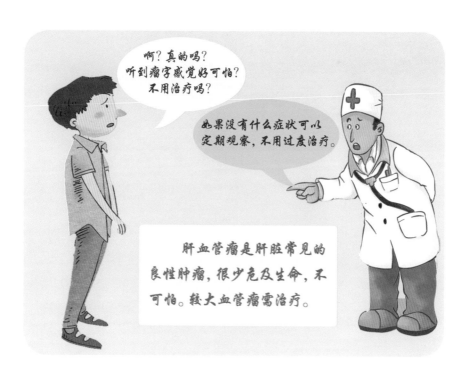

　　总之,肝血管瘤为肝脏的良性肿瘤,通常无症状,生长速度慢,仅在体检中才会发现,绝大部分血管瘤一经确诊仅需每年体检随访观察其大小及形态变化,无需害怕,无需增加心理负担,真正需要治疗的肝血管瘤极少,并且,医生会给出建议。至今,还没有对于肝血管瘤有预防及治疗作用的药物。

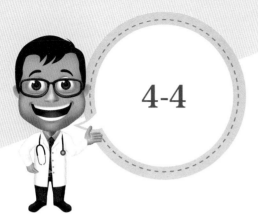

4-4

脂肪肝离我们有多远

肝脏是人体的营养中转站,食物被消化道消化吸收后,其成分顺着血管到达肝脏,肝脏好比是一个"化工厂",能将进入肝内的物质"取其精华,去其糟粕",保持体内物质代谢的平衡。在肝代谢的过程中,如果肝脏吸收了过多的脂肪或者因为病毒、酒精等外界因素引起肝功能出问题,导致脂肪在肝脏过度沉积,引起"肝细胞脂肪变性"的临床综合征就形成了脂肪肝。健康人的肝脏内脂肪含量约5%,当肝内脂肪含量大量增加,肝细胞内出现大量脂肪颗粒时称为脂肪肝,通常情况下,脂肪肝时肝内脂肪含量应超过25%。

一、"脂肪肝"怎么来的

绝大多数的脂肪肝是慢性脂肪肝,主要包括酒精性肝病、非酒精性脂肪肝这两大类。在我国,肥胖、糖尿病和过量饮酒是目前居民脂肪肝的三大诱因。肥胖的人营养过剩,长期摄入高脂或高糖食物,促使肝脏脂肪合成增多。如果,一部分有胰岛素抵抗、遗传代谢问题、内脏脂肪沉积过多等因素的人群,即使他是瘦人也可能出现脂肪肝。特别消瘦或短期内快速减肥的人,肝脏的脂肪代谢受到影响,也容易发生脂肪肝。部分素食人群,缺少蛋白质和维生素,易出现营养不良,也可能引起营养不良性脂肪肝。此外,有一些人群因为家族性遗传因素导致脂肪肝形成。

二、"脂肪肝"有什么危害

代谢疾病引起的脂肪肝达到一定严重程度就会引起相应的症状,有的患者可能有乏力、食欲缺乏、消化不良、恶心、呕吐、肝区隐痛、肝脾肿大等症状,还会引起肝功能出现异常,脂肪肝的主要危害是引起的肝细胞损伤会造成脂肪性肝炎、肝脏纤维化,增加了肝硬化甚至肝癌发生的风险。此外,脂肪肝患者常常伴随其他全身代谢异常疾病,譬如:高血糖、高脂血症和高血压,最终可导致或加快糖尿病、冠心病、脑卒中等心脑血管疾病的发生和进展。

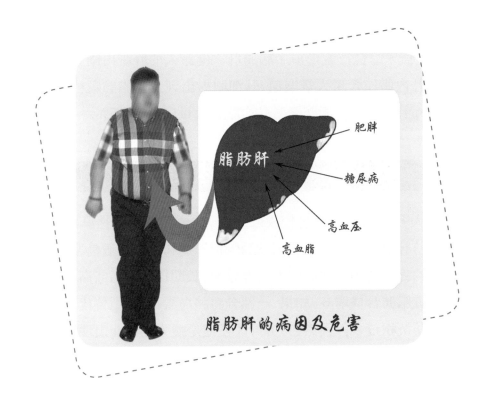

脂肪肝的病因及危害

三、"脂肪肝"常用的检查手段是什么

检查脂肪肝有两种方式:①影像学方法,②生化检查。脂肪肝的影像学检查手段包括超声、CT、磁共振成像。超声检查具有准确、无创、无射线、可重复性强、价格低廉等优点;CT检查有辐射;磁共振成像无辐射、不易产生伪像;CT及磁共振成像的检查费用均明显高于超声。因此,超声是检查脂肪肝的首选方法。声像图上,脂肪肝常分为轻(远场衰减1/3)、中(远场衰减1/2)、重(远场衰减2/3)三度,

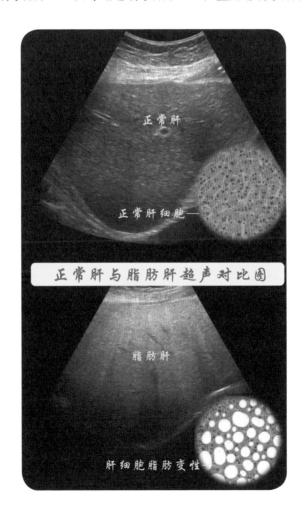

正常肝

正常肝细胞——

正常肝与脂肪肝超声对比图

脂肪肝

肝细胞脂肪变性——

这种定性分析方法的依据是通过肝细胞内和肝表面的脂肪含量对图像变化的影响来判定的,但是,受仪器的图像质量及操作者经验影响较大。CT 是根据肝脏与脾脏的 CT 值的比值不同可诊断脂肪肝,并可以将脂肪肝也分成轻(比值小于 1.0)、中(比值小于 0.7)、重度(比值小于 0.5);磁共振成像诊断脂肪肝的标准是在 T1 加权像上肝脏表现为稍高或等信号(正常肝脏表现为等信号),但是,磁共振成像对脂肪肝分级尚无统一标准。抽血化验的生化检查项目中有肝功能指标,可以通过分析转氨酶(肝功能的一项指标)等具体项目的定量值的高低来反映脂肪肝对肝脏功能的影响程度;生化检查项目中血脂值的高低指标可以间接提示脂肪肝的轻重。最后,拿着超声结果和化验结果到专科医生处查找原因,积极治疗是非常重要的。

总之,伴有肥胖、高脂血症、糖尿病、代谢综合征等的人群都属于脂肪肝的高危人群。如果您的体检报告提示有脂肪肝,应该重视这个问题,最重要的不是吃药或者吃保健品,而是改变不良的生活方式和饮食习惯。脂肪肝是可逆的,去除病因后脂肪肝可以消失,保护肝脏需要从预防脂肪肝形成做起,每年定期做肝脏彩超了解脂肪肝的进展情况更是有必要的。

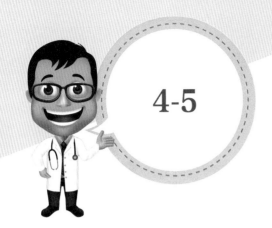

如何判断肝脏硬度

　　肝脏位于右上腹,是人体消化系统中最大的消化腺,它的主要成分是成千上万个肝细胞,肝细胞具有分泌胆汁、帮助脂肪消化、解毒等功能,细胞间有少量的结缔组织,无功能。正常肝脏质地柔软,呈红色。如果肝脏发生慢性病变,则逐渐变硬,病变越严重、越持久,肝内结缔组织异常增生越明显,肝脏组织越硬,这个变化过程称为肝纤维化。如病因长期持续存在,肝脏就会慢慢由肝纤维化变成肝硬化。

一、什么原因导致肝脏逐渐变硬

　　病毒性肝炎、酒精肝、脂肪肝和自身免疫性疾病等容易引发肝纤维化、肝硬化。对于这些常见的慢性肝病,虽然没有感觉到反映肝脏疾病的各种症状,但体内的肝脏在逐渐变化,在一点点变硬,这里所说的硬不硬,在医学上指的是肝纤维化的程度,程度越重,则肝脏组织越硬。从病理上讲,肝纤维化就是肝细胞在坏死及受到炎症刺激时,肝内纤维结缔组织异常增生的过程,纤维结缔组织的异常增生就会逐渐导致肝脏变硬,进而影响肝脏功能,从而产生相应的临床症状,譬如:疲乏无力、食欲减退、消化不良、出血等。

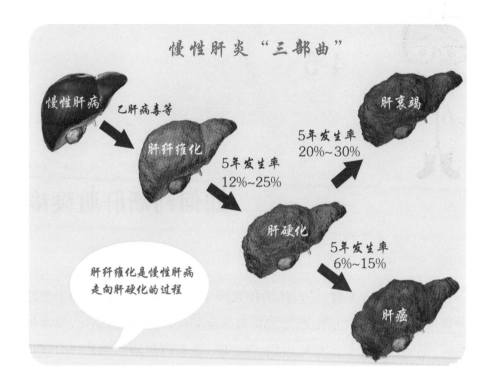

二、判断肝脏硬度的方法有哪些

目前,用于判断肝脏硬度的检查方法包括传统影像学检查、血清学检查及超声弹性成像、肝脏穿刺活检。肝脏穿刺活检是评价肝纤维化程度的"金标准",但是,由于这项检查是有创性的,相当于做一个小手术,虽然风险小且准确性高,但患者的接受程度较低。传统影像学检查包括普通超声、CT及MRI,主要通过观察肝脏形态、实质回声或密度、门静脉管径及脾脏大小等情况间接地判断肝脏是否存在肝纤维化,对肝纤维化诊断存在较大主观性且准确率也低,轻度肝纤维化难以诊断。血清学检查指标包括血小板计数、转氨酶等,诊断较局限。超声弹性成像技术因其操作简便、准确率高,已成为目前诊断肝纤维化的常用检查方法。

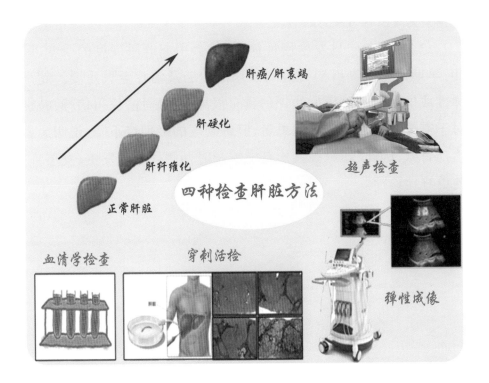

四种检查肝脏方法

正常肝脏

肝纤维化

肝硬化

肝癌/肝衰竭

超声检查

血清学检查

穿刺活检

弹性成像

三、超声弹性成像如何判断肝脏硬度

超声弹性成像具有无创、可靠、检查时间短及费用低等优点,它是根据有病组织与无病组织之间硬度的不同进行成像。目前,用于评估肝硬度的超声弹性成像技术多数是直接配置在超声诊断仪上,弹性值可直接显示、操作简便、准确率较高。肝纤维化程度在病理学上共分为 F0~F4 五期,分期越高说明肝纤维化程度越重,F4 期又称为肝硬化。F0 期表示正常肝脏,F1~F4 期表示存在肝纤维化。而超声上对于肝纤维化只能分为四期,其中 F1 期由于病理改变不明显,接近于正常肝组织,超声无法将其与 F0 期区分开,故将 F0~F1 期分为正常肝组织,弹性模量值为 5.1~6.8kPa,F2 期弹性模量值为 7.2~8.3kPa,F3 期弹性模量值为 9.2~10.1kPa,F4 期弹性模量值为 12.8~18.8kPa。

　　总之,肝脏一旦发生慢性病变,均会引起肝脏硬度的改变,因此,早期准确判断肝脏硬度对疾病的诊断及治疗至关重要。超声弹性成像对于肝脏硬度的评估具有很高的准确性,值得信赖,特别对于需要定期复查的肝病患者,肝脏硬度的级别在下降,说明患者治疗有效,因此,超声弹性检查能够及时预测病变的发生、发展,以便更好地诊疗。

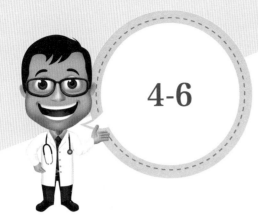

4-6

超声能诊断胰腺炎吗

　　胰腺是位于腹膜后的一个狭长的器官,像一根腊肠,分为胰头、胰颈、胰体、胰尾四部分,各部分无明显界限。中央的管道称为主胰管,直径为 2~3 毫米,纵贯全胰腺,由胰尾行至胰头,沿途接纳小叶间导管,内部流动的液体叫胰液,用于帮助消化食物,约 85% 的人胰管与胆总管汇合形成"共同通道",开口于十二指肠。这种"共同

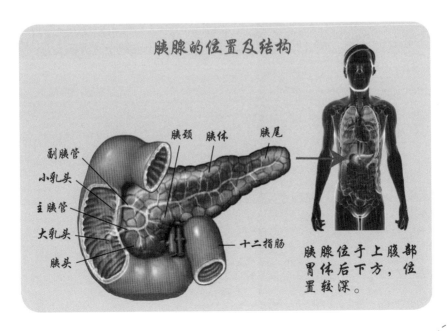

胰腺的位置及结构

副胰管
小乳头
主胰管
大乳头
胰头

胰颈　胰体　胰尾

十二指肠

胰腺位于上腹部胃体后下方,位置较深。

通道"是胰腺疾病和胆道疾病相互关联的纽带,少数人两者分别开口于十二指肠。除胰尾可被浆膜包绕外,其余部分均位于腹膜后,无浆膜包绕,其危害就是一旦发生病变,将难以控制病变的发展。

一、胰腺有哪些特殊功能

胰腺是一种具有混合性分泌功能的腺体,包括外分泌和内分泌两种功能。胰腺的外分泌主要是分泌胰液,胰液是一种透明的等渗液体,每日分泌 750~1 500 毫升通过十二指肠进入肠道系统,内含碱性的碳酸氢盐和各种消化酶,它的功能主要是中和胃酸、消化糖、蛋白质和脂肪;胰腺的内分泌功能主要是分泌胰岛素、胰高血糖素,其次是生长激素释放抑制激素、胃泌素等,这些激素除参与消化吸收物质之外,还负责调节全身生理功能。最常见的糖尿病就是胰腺内分泌功能障碍所导致的疾病,主要是胰岛素分泌不足或其作用的缺陷引起的。

二、胰腺炎的发生及危害是什么

胰腺炎分为急性胰腺炎和慢性胰腺炎,其中急性胰腺炎又分为水肿型急性胰腺炎和坏死型急性胰腺炎。急性胰腺炎有多种致病危险因素,常见病因有胆道疾病、过量饮酒、十二指肠液反流、胰腺血液循环障碍等,国内以胆道疾病为主,称为胆源性胰腺炎。其发病机制较复杂,大多数学者认为是胰酶异常激活,诱导胰腺实质的正常自身消化的结果。水肿型急性胰腺炎胰腺肿胀变硬、充血,被膜紧张,多表现为上腹痛、恶心、呕吐,血、尿淀粉酶增高,经及时的液体治疗短期内可好转,死亡率低。坏死型急性胰腺炎胰腺实质出血、坏死、肿胀呈暗紫色,表现为腹痛、恶心、呕吐,明显腹胀,腹水,腹部可触及肿

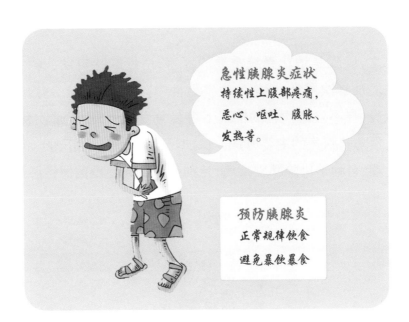

块,偶见脐周皮下青紫色瘀斑。慢性胰腺炎最常见,引起慢性胰腺炎的发病原因:长期急性胰腺炎的反复发作、酒精摄入、吸烟、代谢性疾病及遗传因素等。其病理特征主要为胰腺腺泡萎缩、破坏和间质纤维化;通常表现为腹痛、体重下降、糖尿病等,粪便检查可发现脂肪滴。

三、为什么怀疑胰腺炎要先做超声检查

超声是检查肝脏、胆囊、脾脏、胰腺的首选无创检查方法,通常急性腹痛的患者,医生都会让他先做超声检查。由于胰腺位置深、受检者暴饮暴食后、腹腔肠道气体多、患有胰腺炎的人通常以肥胖为大多数、胰腺炎类型不同等原因,超声对胰腺炎的确诊率是不同的。譬如:①随着年龄增长,胰腺的改变与以增生为主的慢性胰腺炎难以相鉴别,确诊率较低;②水肿型急性胰腺炎由于胰腺周围渗出较少,超声难以发现诊断其的"证据";③针对坏死性胰腺炎超声确诊率

较高。

总之,胰腺是消化系统重要的器官,诱发胰腺炎发病的主要原因是酗酒及暴饮暴食,通常发生在男性中,并且不容易治愈,一旦患有胰腺炎,在不注意饮食的情况下容易复发。因此,正常饮食、荤素搭配是预防胰腺炎的主要方法。保护好胰腺,定期做肝、胆、脾、胰腺超声检查,有利于排除胰腺疾病,特别是早期无症状的恶性肿瘤。

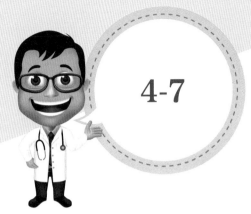

4-7

胆囊为什么会"发炎"

胆囊为梨形的囊性器官，位于人体右上腹部肝脏的下方，胆囊分为胆囊底、胆囊体、胆囊颈三部分，胆囊底部为一盲端，颈部与胆囊管相连，与肝总管汇合成胆总管，开口于十二指肠壶腹部。胆囊的主要功能是储存并浓缩胆汁，调节胆汁的排放并具有分泌功能，当进食

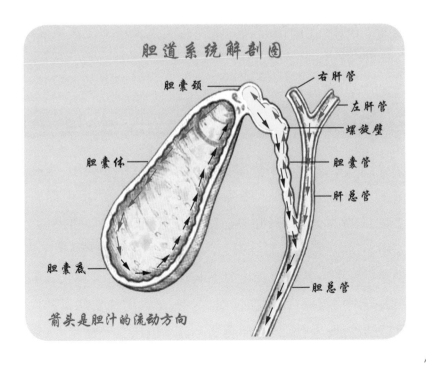

胆道系统解剖图

右肝管
左肝管
螺旋瓣
胆囊管
肝总管

胆囊颈
胆囊体
胆囊底

胆总管

箭头是胆汁的流动方向

含蛋白质的食物时,胆囊收缩,排放胆汁,帮助消化食物。胆囊炎是临床上常见的肝胆疾病,发病率较高,其发病率在 40 岁以后逐年增加,且女性多于男性。

一、胆囊为什么会发炎

肝细胞每天产生 600~1 000 毫升的胆汁,通过小胆管进入胆囊,胆囊相当于贮存胆汁的"小水库",但这个"小水库"的容量仅 40~60 毫升。所以,进入胆囊的胆汁要被浓缩 10 倍左右储存起来。人类摄入机体内的三大营养素包括蛋白质、脂肪、碳水化合物。当进食含蛋白质食物时,譬如:肉、鸡蛋、豆制品,胆囊颈部的"小门"自动打开,排出胆汁进入胃肠道系统,帮助消化食物。食物中如果没有蛋白质或长期不吃食物,胆囊内胆汁长期储存进一步浓缩,易诱发炎症。胆囊炎可以分为慢性胆囊炎和急性胆囊炎。超过 90% 的慢性胆囊炎患者有胆囊结石,若结石堵塞或嵌顿于胆囊颈时,则会诱发急性胆囊炎。此外,在创伤、烧伤、腹部非胆道术后等危重患者中也会发生急性非结石性胆囊炎。

二、胆囊炎犯了就会"后背疼"吗

胆囊炎会引起身体不舒服,慢性胆囊炎症状不典型,常在饱食、进食油腻食物后出现腹胀、腹痛。腹痛程度因个体不同而有差异,多在上腹部,疼痛可牵涉到右肩背部,也就是我们所说的"后背疼"。并不是所有的胆囊炎症都会引起"后背疼","后背疼"也不意味着就是胆囊炎犯了。若胆囊炎呈急性发作,症状由上腹部胀痛不适,逐渐发展为阵发性绞痛,尤其在夜间、饱餐、进食肥腻食物常诱发发作。疼痛可持续性、阵发性加剧,伴有恶心、呕吐、厌食等症状。也可出现

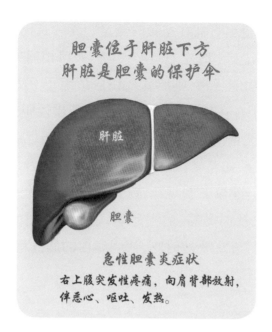

轻度至中度发热,若出现寒战高热则提示病变严重。如果,胆囊炎症长期反复发作,会使胆囊与周边组织粘连,并逐渐瘢痕化,最终导致胆囊萎缩,失去功能。

三、检查胆囊炎为什么用超声

超声是检查胆囊疾病的首选方法,超声检查无辐射、价格实惠,对急性胆囊炎的诊断准确率为 85%~95%。超声可以清楚显示胆囊的位置、大小、胆囊壁厚度、胆汁透声、胆囊内是否有"淤泥",是否有结石,是否"长东西"。正常的胆囊长径一般不超过 9.0 厘米,前后径不超过 4.0 厘米,正常的胆囊壁是连续光滑的,厚度小于 0.3 厘米,正常的胆汁透声像水一样清晰。判断急性胆囊炎的典型征象是胆囊增大,判断慢性胆囊炎的典型征象是胆囊壁增厚大于 0.4 厘米。若是受检者超声检查胆囊正常,但是仍自觉不舒服,检查胆囊炎的另一"法宝"为"脂餐试验"。目的是检查胆囊的收缩功能是否正常。

受检者在超声检查当日需在空腹时测量胆囊的长径和宽径,然后,进食 2 个油煎鸡蛋,1 小时左右,同一位置采用相同方法测量胆囊大小,若胆囊收缩功能正常,则胆囊体积应该缩小 2/3 以上或完全收缩。反之,胆囊则存在功能异常,就可以诊断慢性胆囊炎。

总之,超声能帮助确诊是否患有胆囊炎,慢性胆囊炎症状不明显,可以定期体检,如若暴饮暴食后突然腹痛,要及时去医院做相关检查。温馨提示:建议三餐规律,饮食均衡,也就是每天要适量进食主食、蔬菜、水果及肉类等,适当运动,根据运动量大小适当增减餐量。尤其是早餐,一定要按时吃,让胆囊内的胆汁释放出来,以免得胆囊炎、胆囊结石。

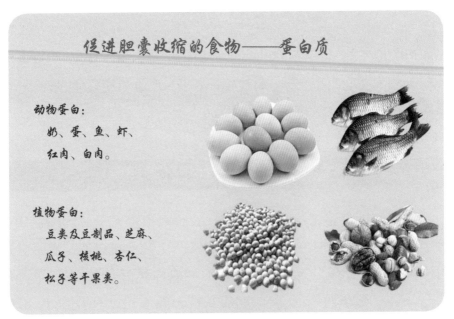

促进胆囊收缩的食物——蛋白质

动物蛋白:
奶、蛋、鱼、虾、红肉、白肉。

植物蛋白:
豆类及豆制品、芝麻、瓜子、核桃、杏仁、松子等干果类。

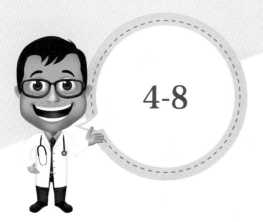

4-8

胆囊结石需要治疗吗

据统计,中国居民胆囊结石的发病率为 2.3%~6.5%,并且,随着年龄增长,发病率升高。虽然,不是所有的胆囊结石都伴有胆囊炎,但是,胆囊结石与胆囊炎却是一对"难兄难弟",80% 的急性胆囊炎的诱发因素为胆囊结石,胆囊炎的反复发作也能诱发胆囊结石生成。而且,胆囊结石还可能诱发胆囊癌,胆囊结石的病程越长,胆囊癌变的发生率越高。胆囊颈部和胆囊体部连接处膨大,称为哈氏囊,胆囊结石亦常滞留此处。

一、胆囊结石是怎么形成的

胆汁的主要成分有胆固醇、胆汁酸、卵磷脂、胆红素等,正常状态下,它们的比例适当,呈黏稠的液态,颜色是墨绿色,无固体成分出现。异常情况下,胆汁的某些成分增多,可以在各种因素作用下析出、凝集成固体,而形成结石。按结石成分可以将胆石分为色素结石、胆固醇结石及混合性结石三种基本类型。色素结石的成分以胆红素钙为主,可含少量胆固醇;胆固醇结石的主要成分为胆固醇;混合性结石是由两种以上成分按不同比例构成,以胆红素为主的混合性结石

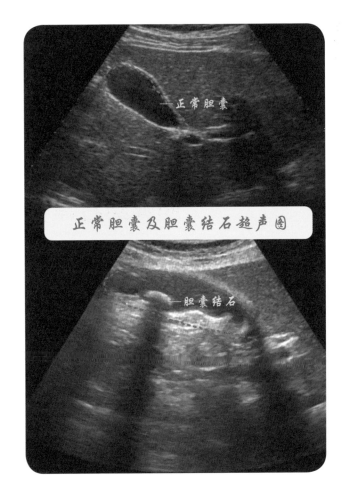

—正常胆囊

正常胆囊及胆囊结石超声图

—胆囊结石

在中国多见。任何引起胆汁淤积的因素也能导致结石形成。譬如：长期不吃早餐，夜间胆汁在胆囊内贮存浓缩时间较长，又不能及时将胆汁排空，就会诱发胆囊结石。如果将胆囊看作胆汁的"蓄水池"，那么结石就是水池中逐渐积聚的水垢。存在于胆囊内的结石易在胆汁排出的时候堵塞胆囊管，引起胆囊内胆汁淤积，诱发急性胆囊炎，甚至胆囊穿孔。胆囊内体积小的结石还容易掉进胆总管，并停留在里面成为胆总管结石。

二、怎么发现胆囊结石

胆囊结石的主要症状是胆绞痛,没有胆囊炎的结石一般不会引起疼痛。有些胆囊结石平时没有症状,仅有轻微的消化不良或厌油腻,这类人群患有胆囊结石而不自知,于是一直都被忽略,只有在超声体检时才发现。有些人是在胆囊结石嵌顿在胆囊颈部诱发胆囊炎引起疼痛时才发现。而胆囊结石是否引起症状与其形态、大小、个数、胆囊壁的炎症及是否堵塞胆囊颈管及胆管关系密切。无论对于有症状的胆囊结石还是没有症状的胆囊结石,都需要通过影像学的方法帮助诊断,而超声检查是胆囊结石的首选检查方法,其诊断胆囊结石的准确率接近100%。所以,对于之前患有胆囊结石的人应该每年做一次肝胆超声检查,观察胆囊结石的变化,是否有增大或增多;对于以往体检未发现胆囊结石的人群,也应该进行每年的肝胆超声检查,以便及时发现新生胆囊结石及胆囊炎。

三、胆囊结石有防治办法吗

要想预防胆囊结石的发生,要做到按时吃三餐,尤其是早餐,不可以不吃,有规律的进食可以使胆汁定时排出,不至于过度浓缩,可以防止结石的形成;在平时饮食上也要避免高脂肪、高热量的饮食习惯,不可暴饮暴食,多食用纤维素丰富的食物;加强健身运动,控制体重,培养良好健康的生活方式。在治疗方面,对于没有症状的胆囊结石一般不需要预防性手术治疗,可以通过定期超声复查胆囊结石来进行随诊观察。对于有症状或并发症的胆囊结石人群,则需要通过手术切除胆囊或取石治疗。很多人担心胆囊切除了会不会消化就不好了,虽然,在胆囊切除后机体经过一段时间的调节,肝细胞会在餐

如何预防胆囊疾病

1. 不可暴饮暴食、荤素搭配
2. 调整心态、良好作息
3. 及时治疗胆结石
4. 不要大量饮酒
5. 早餐不可少
6. 规律饮食

后人体需要胆汁时,增加胆汁分泌,只是缺少了储存胆汁的"罐",但是,切除胆囊的不良作用目前还没有得到专家的证实。

总之,进食富含蛋白质的食物,会引起胆囊的收缩与排空。正常的饮食规律会减少胆汁淤积、胆囊炎症及胆囊的结石的发生。无症状的胆囊结石可以通过定期的超声体检随访观察其发展变化,有症状的胆囊结石需要及时就医采取手术治疗。预防胆囊结石的发生,需要做到以下几点:①三餐要规律;②避免进食高脂肪、高热量食物;③多食用纤维素含量丰富的食物;④加强锻炼,控制体重。

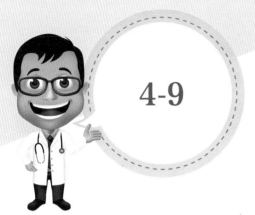

4-9

"胆囊息肉"是什么

随着健康体检的普及,超声检查成为体检项目中不可或缺的项目,尤其是随着超声仪器分辨率的提高,越来越多的人们发现自己有胆囊息肉。胆囊息肉是形态学的名称,泛指向胆囊腔内突出或隆起的病变,可以是球形,也可以是半球形,可以有蒂,也可以无蒂。胆囊息肉的病因比较复杂,可能与慢性胆囊炎、胆囊结石和胆固醇代谢紊乱有关。男性、乙肝、肥胖、吸烟、高脂血症、糖尿病等是胆囊息肉的好发因素。

一、胆囊息肉是如何形成的

正常胆囊壁由内向外分为黏膜、肌层和外膜3层,胆囊息肉是指胆囊黏膜隆起并向胆囊腔内呈息肉状生长的一类病变。在病理上胆囊息肉可分为两类,一类是非肿瘤性息肉,也叫假性息肉,如胆固醇性息肉、炎性息肉、局灶性胆囊腺肌症等,原因为胆汁中各种成分的含量平衡被打破或慢性炎症刺激囊壁增生所致;另一类则是肿瘤性息肉,也叫真性息肉,包括腺瘤和腺癌等,此类疾病非常少见,是囊壁生长出来的真正肿瘤。据统计,检查出来的胆囊息肉,70%都是假性息肉,而真正容易变成癌的真性息肉仅占30%。

二、超声怎么查出胆囊息肉

　　90%以上的胆囊息肉通常不引起什么症状,大部分人群是在体检时做超声发现的。受机器分辨率、受检者体型、腹腔气体等方面的影响,一些微小的、生长位置不理想的病变,有时超声可能会漏掉。超声可以观察息肉的大小、回声强度、形态、边界、有无蒂,还可以通过彩色多普勒超声观察息肉的血流情况。良性息肉的特征是体积小、常多发、形态规则、蒂细长、没有明显血流信号。恶性息肉的特征是

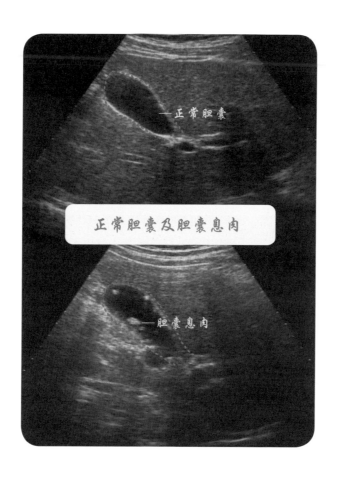

正常胆囊

正常胆囊及胆囊息肉

胆囊息肉

体积大、常单发、形态不规则、基底较宽、内见不规则血流信号。超声常根据病变的直径分为两种,直径小于 0.5 厘米的病变可以称为小隆起病变或息肉样病变,直径大于／等于 0.5 厘米的病变可以称为胆囊内新生物。研究表明息肉越大,癌变的风险越高,息肉直径大于／等于 1 厘米,就要警惕恶变的风险。一旦,常规超声无法确定息肉的良、恶性时,还可以通过超声造影帮助诊断,确定息肉的性质,超声造影提示息肉内血运丰富,则需要手术。

三、得了胆囊息肉怎么办

准确的超声检查结果可以帮助患者确定治疗方案,通常情况下,直径小于 1.0 厘米、形态规则、蒂细小、单发者常为良性,定期复查超声观察其发展变化;直径小于 1.0 厘米,多发病变者,建议手术治疗。如果出现以下恶变危险因素,包括直径大于 1.0 厘米,无论

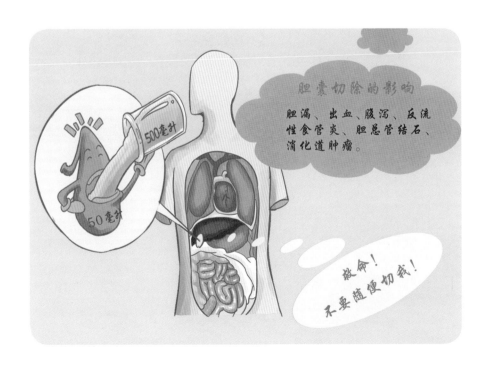

单发病变或多发病变,基底部宽大、病灶生长速度快,均建议手术。胆囊息肉手术主要有三种方式:保胆胆囊息肉摘除术、腹腔镜下胆囊切除术、开腹胆囊切除术。目前,还没有明确可以治疗胆囊息肉的药物。

总之,常规超声可以发现 90% 左右的胆囊息肉。然而,息肉绝大多数是良性的,可以随访观察,若长期随访观察发现息肉生长速度快、体积增大明显等,则应积极手术治疗。对于胆囊息肉的诱发因素,譬如:胆囊炎、肥胖、吸烟、高脂血症等,也应积极预防和治疗。

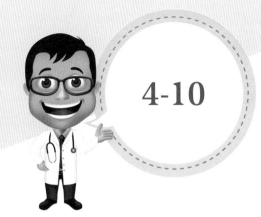

4-10

超声能查出阑尾炎吗

人体腹腔内大部分的空间被肠管所占据,位于腹部四周的肠管是结肠,又称"大肠"。"大肠"分为上、下、左、右四部分,即升结肠(右侧腹部)→横结肠(上腹部)→降结肠(左侧腹部)→乙状结肠(左下腹部),并且肠管是按照这个方向顺时针蠕动。右侧腹部升结肠的头端起始段称为盲肠,盲肠末端有个"小尾巴"——阑尾。阑尾是盲肠末端的一个管状结构,长度为5~9厘米,直径约0.5厘米,腔内富含微生物,肠壁内有丰富的淋巴组织。

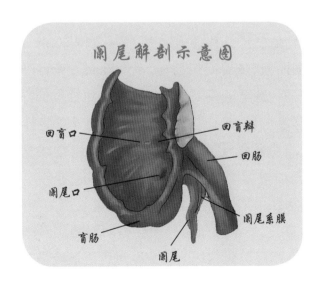

阑尾解剖示意图

回盲口　回盲瓣　回肠　阑尾口　阑尾系膜　盲肠　阑尾

一、阑尾为什么爱发炎

阑尾对于人类来说是一个"累赘",一方面因为阑尾是一个退化器官,并无生理功能;另一方面是因为它非常容易出问题,给机体造成麻烦。阑尾容易发生炎症是由于其自身解剖特点决定的,阑尾的位置变异较大(回肠前位、盆位、盲肠后位、回肠后位、盲肠下位、盲肠外位)是阑尾易发炎的因素之一,加之阑尾长短、是否存在扭曲等情况的存在,也是阑尾易发炎的诱因。总结阑尾炎的发生常由以下因素综合造成:①阑尾管腔阻塞:淋巴细胞明显增生、肠腔中粪块、结石、异物、炎性狭窄、食物残渣等;②细菌入侵:致病菌多为肠道内的各种革兰阴性杆菌和厌氧菌;③存在阑尾过长、过度扭曲、管腔细小、血运不佳等因素。

二、阑尾炎的类型有哪些

阑尾炎分为急性阑尾炎和慢性阑尾炎,根据急性阑尾炎的临床过程和病理解剖学变化可分为四种亚型:急性单纯性阑尾炎、急性化脓性阑尾炎、坏疽性及穿孔性阑尾炎、阑尾周围脓肿。四种亚型是疾病发展的不同阶段,随着病情加重,单纯性阑尾炎可以向化脓性、穿孔性阑尾炎发展,甚至形成阑尾周围脓肿。急性炎症开始时,阑尾表现为充血和轻度肿胀,腔内气体不多,称为急性单纯性阑尾炎,常出现腹部压痛、腹肌紧张及反跳痛等体征;若病情继续发展,数小时后阑尾肿胀和充血更为明显,阑尾壁内多有小脓肿形成,腔内充满脓性液体,称为急性化脓性阑尾炎;最后有可能发展为阑尾壁的组织坏死,并常发生穿孔,体征除压痛外还伴有明显的肌紧张和反跳痛,血象升高;若急性阑尾炎化脓坏疽或穿孔过程进展较慢,大网膜可移至右下腹部,将阑尾包裹并形成粘连,形成阑尾周围脓肿,常会发现右下腹饱满,扪及一压痛性肿块、边界不清、位置固定。慢性阑尾炎多于由急性阑尾炎转变而来,既往常常有阑尾炎发作病史,主要体征是阑尾部位及右下腹部局限性压痛,而且时好时坏。

三、超声诊断阑尾炎可靠吗

超声检查对于较重的急性阑尾炎、化脓性阑尾炎及阑尾周围脓肿的检出率和诊断率是较高的,对于慢性阑尾炎及一部分较轻的急性阑尾炎,超声诊断是有些困难的。大多数原因是患者肥胖、腹壁厚、回盲部肠腔胀气和阑尾位置等因素造成图像对比度差、分辨率低,难以检出所有的急性单纯性阑尾炎和慢性阑尾炎。此外,仪器的分辨率及检查者的手法及经验也是影响其检出率和诊断率的原因之一。所以,才会出现部分的误诊和漏诊病例,病变的检出率无法达到100%。右下腹疼痛,许多人都会想到阑尾炎。的确,右下腹的"麦

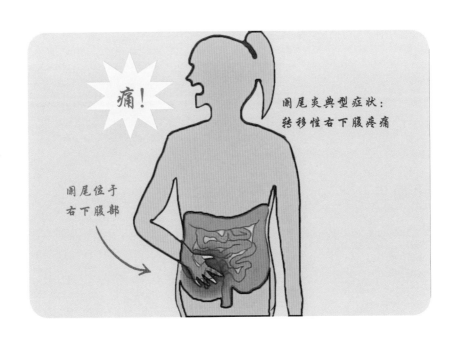

氏点"是阑尾在腹壁的投影位置,大概是脐部与骨盆的上缘连线的外 1/3 处。此处有压痛高度怀疑阑尾炎的发生。但是,引起右下腹疼痛的病因是多方面的,一定不能只想到阑尾炎。右下腹痛也很可能是妇科、泌尿系统等疾病的临床表现。最容易和阑尾炎混淆的疾病是右侧的输尿管结石、输卵管卵巢脓肿等。

总之,转移性右下腹痛是阑尾炎的典型症状,通常急性期血常规中白细胞明显升高,如果超声检查未发现异常,仍然不能排除单纯性阑尾炎或慢性阑尾炎发作。可参考血常规中的白细胞数升高程度来判断。若白细胞不高,需与泌尿系统结石及女性宫外孕相鉴别。

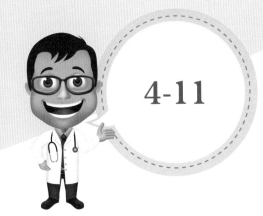

4-11

脾脏肿大的原因有哪些

　　脾脏是机体最大的免疫器官,由几条韧带将其"悬挂"在人体左侧腹腔上部,肋骨内侧,与第 9~11 肋相对应。前方有部分胃体,后方与左肾、左肾上腺毗邻,下端与结肠脾曲相邻,成年人的脾脏长 10.0~12.0 厘米,宽 6.0~8.0 厘米,厚 3.0~4.0 厘米,呈半月形,大致有"巴掌"那么大,重 200 克左右,其表面有纤维结缔组织的被

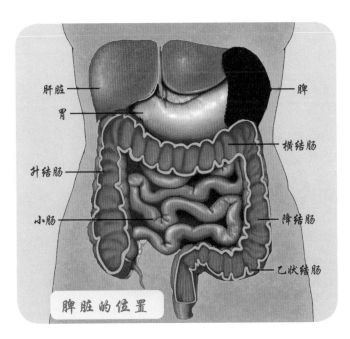

肝脏

胃

升结肠

小肠

脾

横结肠

降结肠

乙状结肠

脾脏的位置

膜所覆盖,但被膜较薄,脾脏质地脆而软,受暴击后易破碎而导致大出血。在正常状态下,有肋骨在其外侧保护它,左肋缘下手触一般摸不到脾脏的边缘,如果仰卧或右侧卧位能触摸到脾脏边缘,说明脾脏肿大了。

一、脾脏对人体有什么作用呢

脾脏有四大功能:首先,脾脏的储血功能,它是人体的"血库",当人体休息/安静时,它贮存血液,当处于运动/突然失血/缺氧等应激状态时,它又将血液排送到血循环中,以补充人体失去的血液;其次,脾脏的过滤功能,脾脏犹如一台"过滤器",当血液中出现病菌、异物时,脾脏中的巨噬细胞、淋巴细胞就会将其"吃掉";此外,脾脏的免疫功能,脾脏还可以制造免疫球蛋白、补体等免疫物质,发挥免疫作用,脾是血循环中重要的滤过器,能清除血液中的异物、病菌及衰老死亡的细胞,特别是红细胞和血小板;最后,脾脏的造血功能,胚胎早期时的脾脏具有造血功能,但自骨髓开始造血后,脾脏就变为

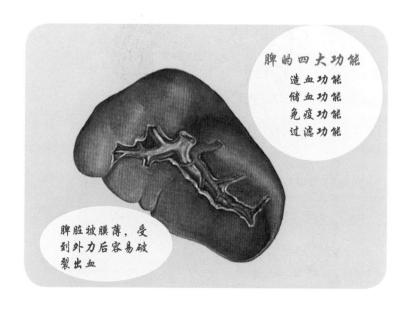

脾的四大功能
造血功能
储血功能
免疫功能
过滤功能

脾脏被膜薄,受到外力后容易破裂出血

一种淋巴器官。除了产生大量淋巴细胞和浆细胞外（免疫功能），当人体缺血或处于某种病理状态下，脾脏就会恢复造血功能。

二、脾大的危害是什么

临床上，将脾大的程度通常分为轻、中、重三度。如果能触摸到脾脏的下极，在 2 厘米范围内，为轻度肿大；如果脾脏下极在肋缘下 2 厘米，达到脐部水平，为中度肿大；如果脐部以下及盆腔能摸到脾脏，为重度肿大。脾轻度肿大的患者一般不会有症状，有时可能会感觉左上腹不适，甚至有饱满感。而临床上最常见的"脾大"就诊情况是患者自己摸到左上腹有包块，此种情况应该是脾重度肿大。脾大除了不舒服或能摸到一个"大包"外，还会导致脾脏功能的改变，称为脾功能亢进，其结果是患者贫血、静脉扩张、血小板低、易出血，还会表现为发热、出汗、体重减轻、淋巴结增大等全身症状。

三、脾脏为什么会大呢

脾脏的疾病分为两种，原发性疾病和继发性疾病。原发性疾病较少见，譬如脾脏良、恶性肿瘤。继发性疾病多见，是身体某些疾病的晴雨表，常常表现为脾脏弥漫性肿大。譬如：慢性肝炎、肝硬化、结核、艾滋病患者常伴发脾大，并且随着病情加重，脾大程度也随之加重，随着疾病的减轻，脾脏也会随之减小。轻微的感染及感冒发热可以造成脾脏轻度增大；严重的感染性疾病及血液病均可导致脾脏明显肿大，发生脾功能亢进。脾脏功能亢进的主要的危害是血小板减低，引起出血。"脾虚"是百姓朋友经常提及的词语，但它与脾大并不是一个概念，"脾虚"一词是中医中常使用的术语，是指因饮食失调、劳逸失度或久病体虚所引起一系列症状，而非真正解剖上的脾脏病变。"脾大"是西医诊断,是脾脏的大小形态异于正常的称谓,两者并无任何关联。脾脏对于身体的重要性类似于阑尾或扁桃体,并不是必不可少的,因此,重度肿大的脾脏可以切除,不需要做移植手术。

四、什么方法检查脾大最佳呢

脾脏的检查方法有多种,CT 可以用于检查脾脏,但 CT 检查有辐射,费用高;磁共振成像也可以检查脾脏,但是磁共振成像相对费用高;在多种影像学检查中,超声是最常用的,彩超快捷,安全无辐射,价格低廉。影像学检查中 CT、磁共振成像是通过测量脾脏所占肋间隙的个数来判断脾脏大小的,而彩超检查脾大是测量脾脏厚度的绝对值,也就是真是的脾脏的厚度,其标准为:正常人男性脾脏厚度小于 4.0 厘米,女性脾脏厚度小于 3.5 厘米,超过这个值就称为脾大,值越大代表脾脏肿大程度越重。超声不仅能够准确地显示脾脏的厚度,而且能够观察脾脏被膜的连续性、脾脏内是否有肿瘤、脓肿等病灶,彩色血流的应用可以检出脾脏内血流是否丰富、脾门静脉的宽度及血流速度等项目。

总之,在生活中遇到轻度脾大不要慌张,有些轻度脾大是因为在青少年时期有过感染而造成的结果,可能一生都不会恢复到正常大小,但是,如果脾脏持续增大,就需要在专业医生的正确指导下做相关检查,查找病因,排查是否存在肝炎、肝硬化及血液病等疾病,最后才能对脾大的原因做出正确的诊断并进行治疗。

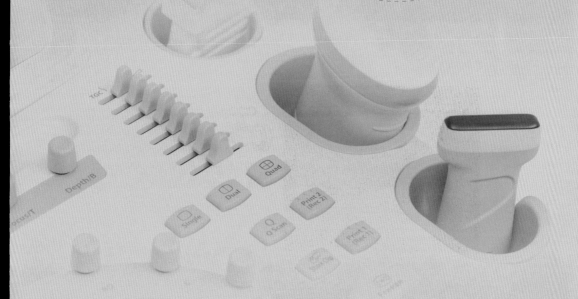

05

泌尿篇

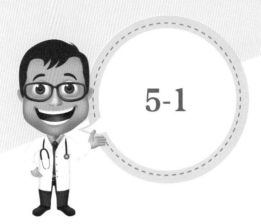

5-1

肾脏为什么是人体的"除尘器"

肾脏是人体的重要器官,正常人有两个肾脏,它是负责处理人体内液体的"主管部门",人们常把森林比喻为人体的肺脏,把地球上的湿地比喻为人体的肾。说明肺脏是与空气有关,肾脏是与水有关。肾脏是一个功能强大的过滤系统,尿液就是由它产生的。肾脏

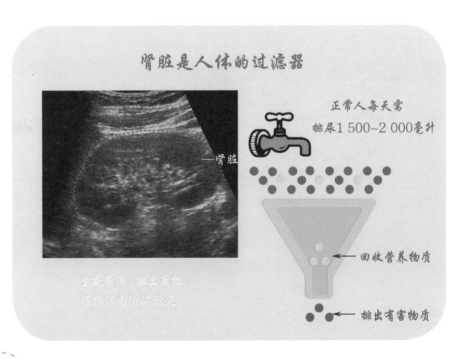

肾脏是人体的过滤器

肾脏

正常人每天需
排尿1 500~2 000毫升

回收营养物质

排出有害物质

生成尿液,排出废物
维持体内循环稳定

将人体新陈代谢产生的有毒物及废物排出体外,净化血液,保证血液正常循环,同时还能把尿液中一些有用的物质回收到体内。一个健康成年人每天可生成 1 000~2 000 毫升尿液。肾脏还具有分泌功能,可分泌多种人体必需物质,它的健康是人生存的必要条件。

一、肾脏的位置在哪

肾脏位于人体后腰部,脊柱和大血管的两侧,属腹膜后脏器,其前方紧贴腹后壁,对应的是医学称之为腹腔的"肚子"。肾脏为成对的"扁豆"状实质性器官,长 10.0~12.0 厘米、宽 5.0~6.0 厘米、

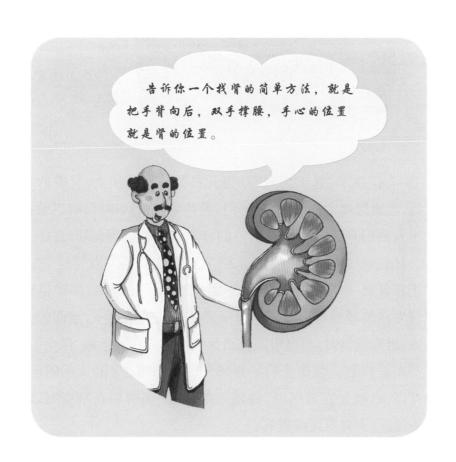

告诉你一个找肾的简单方法,就是把手背向后,双手撑腰,手心的位置就是肾的位置。

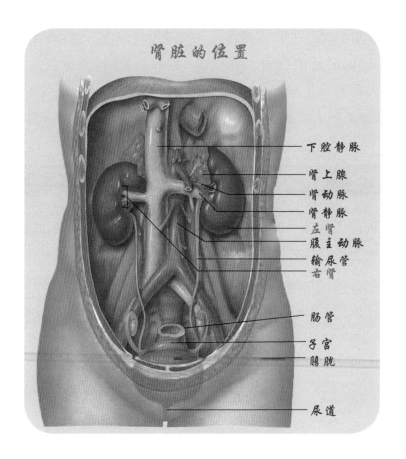

厚 3.0~4.0 厘米、重 120~150 克。左肾较右肾稍大,肾脏的外侧缘隆凸,内侧缘向中部凹陷,称肾门,是肾盂、血管、神经、淋巴管和输尿管出入的门户。右肾受其上方的肝脏限制比左肾略低 1.0~2.0 厘米。肾脏纵轴与脊柱之间夹角约 30 度,也就是说双肾呈"八"字形。正常肾脏上下移动均在 1.0~2.0 厘米范围以内,移动范围过大就称为异位肾或肾下垂了。由于肾脏是在膈肌之下,瘦弱的人腹肌松弛,用力吸气时,自己可以在肋骨下缘摸到右肾下极,像个包块,左肾则不易摸到。临床上将竖脊肌外侧缘与第 12 肋之间的区域,称为肾区,也就是百姓所说"腰痛"的部位。当肾脏有病变时,触压或叩击该区,常有压痛或震痛。

二、肾脏是如何产生和排出尿液的

肾脏是生成尿液的器官,肾脏的主要零部件是肾小球和肾小管,肾小球是处理尿液的"机构",肾小管是运输尿液的"部门"。当人们喝了汽水、茶水、汤等液体,经过胃肠道吸收进入血液,通过血液循环,再经过肾脏处理后形成尿液排出体外,因此,尿液直接来源于血液,是血液的代谢产物。当血液流过肾小球毛细血管时,除血细胞和大分子蛋白质外,几乎所有血浆成分,包括一些分子量较小的血浆蛋白都能通过肾小球形成原尿,这是尿液生成的第一步。事实上,尿液的生成主要经过三个过程:①肾小球的滤过作用:血液流经肾小球时,血浆中的水分和其他物质从肾小球滤过,形成原尿。②肾小管的重吸收作用:原尿经过肾小管后,99%的水分被重吸收,葡萄糖、蛋白质、钠离子、氯离子、水和尿素等物质也全部被重吸收到血液内。③肾小管和集合管的作用:尿液中有相当一部分物质是从肾小管排泄到肾盂中,经过输尿管储存在膀胱。因此,把经过肾小球滤过的液体称为原尿,而经过膀胱排出的尿液才称为尿或终尿。

三、肾脏的功能是什么

肾脏的基本功能是生成尿液,借以清除体内代谢产物及某些废物、毒物,同时经重吸收功能保留水分及其他有用物质。健康人每天的尿量为1 000~2 000毫升。尿液的主要成分有尿素、尿酸及无机盐等,使得尿液呈"淡黄色"。同时,肾脏还有内分泌功能,生成肾素、促红细胞生成素、活性维生素D3、前列腺素、激肽等,又是人体部分内分泌激素的降解场所和肾外激素的靶器官。其他功能还有调节血压,促进红细胞生成,促进维生素D的活化及维持体内电解质和酸碱平衡等功能。常见的肾病有肾结石、肾囊肿、肾盂肾炎、肾小球肾炎、肾病综合征及糖尿病性肾病、高血压性肾病等。一旦肾脏生病了就会出现肾功能的异常,也就是我们平时所说的肾功能不全,肾功能不全代偿期可以没有任何表现,失代偿期则可出现局部水肿、夜尿增多、肉眼血尿等症状,尿毒症期会出现全身水肿,少尿甚至无尿,食欲下降、恶心、呕吐、心悸、乏力等症状。

总之,肾脏除了生成尿液,还保证了人体内环境的稳定,保证人体的新陈代谢功能得以正常进行。导致肾脏疾病的常见原因有:①感染因素;②滥用药物;③年龄增长;④饮食习惯。因此,日常生活中一定要注意保护好我们的肾脏,多饮水,少吃重口味食物,避免滥用药物,增加免疫力,最好能定期检查超声、尿常规及肾功能,增强体质,避免使用损伤肾的药物。

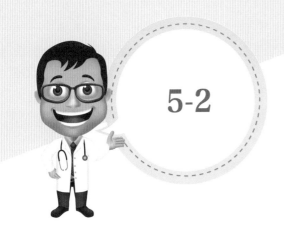

肾结石是怎么得的

　　肾结石是泌尿系统最常见的疾病,近年来发病率逐年增多,肾结石多见于中青年。肾脏的组成结构由外向内有:肾被膜、肾血管、肾皮质、肾髓质及肾盂,肾被膜有固定、保护肾脏的作用;肾血管是运输"污水"的管道;肾皮质的功能是过滤血液;肾髓质的作用是吸收

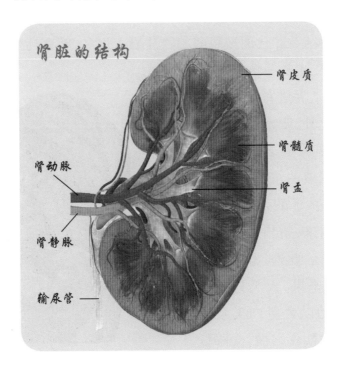

肾脏的结构

肾皮质

肾髓质

肾盂

肾动脉

肾静脉

输尿管

原尿中的有用物质进入血液;肾盂的作用是集中尿液并把尿液通过输尿管输送到膀胱。肾结石基本发生于肾盂处,是尿液的固体形式,称为肾结石。通常情况下,肾结石"呆"在肾盂中不动,人体可能就不会有疼痛感;但是,结石一旦发生了移动,就会刺激肾盂壁上的神经,让人们出现疼痛感,疼痛的程度与结石大小无关,与结石移动的速度及对肾盂壁的刺激程度有关。结石可以沿输尿管脱落,向下走行从而堵塞输尿管,会导致肾脏产生的尿液不能排到膀胱中,而堆积在肾盂中,称为肾积水。

一、肾结石形成的原因是什么

肾结石的病因有很多,有遗传性因素、代谢性因素、感染性因素、饮食因素、解剖因素及药物因素等。肾结石的主要成分是草酸钙,也有磷酸盐和尿酸盐。在生成尿液时,尿液被浓缩,草酸被人体重新吸收,然后在血液中遇到钙离子,形成不易溶解的草酸钙,就可能引起肾结石。代谢成草酸的物质摄入过多、膳食钙摄入太少或蛋白质摄入过多等情况的出现,都可能是促进肾结石形成的原因。此外,喝水少是结石形成的重要原因之一。喝水少会造成尿液的浓缩,造成尿液中的钙盐、草酸盐、磷酸盐很容易析出来,析出多了就容易形成结石。此外,不吃杂粮豆类,不吃坚果,天天只吃精制米、面,辅以大量肉类及大量甜饮料的饮食习惯,会降低

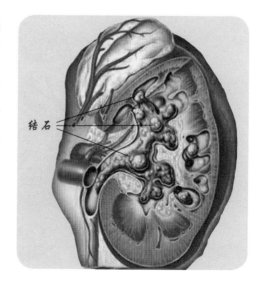

结石

肾脏的代谢功能,也会增加患肾结石的风险。

二、如何判断自己是否得了肾结石

通常情况下,肾脏里出现结石了,并没有什么明显感觉。肾脏中的结石如果不移动,不会引起要命的"疼"。一旦肾脏的肾盏、肾盂里形成的肾结石向输尿管移动,在下降过程中,会刺激输尿管引起痉挛,而引起疼痛及血尿,较大或形态不规则的结石会在较细的输尿管狭窄处被"卡"住,致使尿液的输送受阻,也会造成上方的输尿管扩张、肾盂积水等。如不及时治疗,会导致肾脏功能的改变。即使结石"冲破"了有三个狭窄的输尿管,到达了宽敞的膀胱中,也可能会因结石较大,滞留在膀胱中,来回移动,导致膀胱出血、发炎。一个人如果出现经常性的腰酸、腰部胀痛、小便浑浊及血尿等症状,尤其是剧烈的腰腹痛,就要引起注意了,最好去医院做检查。

三、如何查出肾结石

肾结石的常规检查方法是超声及尿常规,其次有 CT、磁共振成像及肾盂排泄造影检查。超声检查简单、经济、无创,可以清楚检查出肾脏、输尿管、膀胱内有没有结石,了解结石的大小、形态、嵌顿的位置、肾积水等情况。尿常规检查可以检查尿中是否有血及炎症,这两种检查应为筛查肾结石首选方法。但是,不是所有的结石都能被检查出来,草酸钙结石刚刚形成时,质地疏松,呈泥沙样散在分布于肾盂内就不容易被显示,当逐渐浓缩、质地坚硬时,超声就能更清楚地显示,通常超声可以发现直径大于／等于 3 毫米以上的结石。此外,由于肾结石导致患者肾绞痛发生的早期,患者因疼痛会有憋尿困难的情况,也会影响对泌尿系结石的查找。这时候就需要做 CT 或

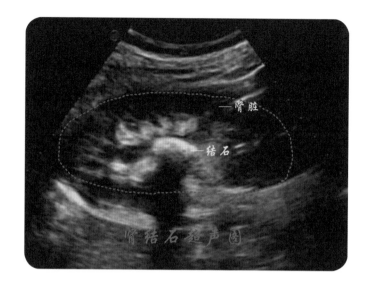

磁共振成像进一步查找结石,肾盂排泄造影是用于检查肾脏是否有排尿梗阻现象。

总之,肥胖人群、有代谢障碍人群和高尿酸血症人群是肾结石的高危人群。具有常年食用精制米面、喜欢食用肉类、甜饮品及蔬果摄入少的饮食习惯的人群易导致肾结石的发生。预防肾结石的措施是减少尿液中的钙及草酸成分。摄入富含钙的天然食物、减少含钙药物的摄入,会降低肾结石发生的风险。不必因为草酸而疏远草酸含量高的蔬菜,采用合理的烹饪方法,对草酸含量高的菠菜、苋菜等蔬菜,沸水焯一下就可以去除 40%~70% 的草酸,就可以减少草酸的摄入量。应适当控制蛋白质和钠的摄入,增加维生素 B6 的摄入。

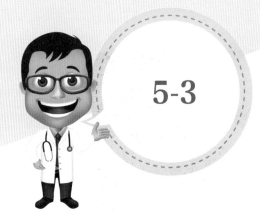

5-3

如何及时发现肾肿瘤

　　肾脏是人体的重要器官，它的基本功能是生成尿液，借以清除体内代谢废物，调节人体的水和电解质平衡。如果它出现了问题，不仅会影响一个人的正常的工作和生活，严重时会危及一个人的生命。肾脏常见的良性肿瘤有肾囊肿及肾错构瘤等，常见的恶性肿瘤是肾癌和肾盂癌。无论良性还是恶性，在病灶较小或病变早期，都是没有症状的。因此，肾脏超声的体检是非常必要的。

一、如何区别良、恶性肾肿瘤

　　肾脏肿瘤其实"善恶"有别，一旦查出肾脏肿瘤，一定要判断其良恶性。最常见肾脏良性肿瘤是肾囊肿及错构瘤。肾囊肿就像肾脏里长了一个有壁的水泡，大多数是单发的，也有多发的。它是一个有薄薄的囊壁、里面包着"尿液"的肿瘤，生长速度非常缓慢，通常情况下无需治疗，只有直径大于5厘米时才考虑微创抽液硬化治疗。由于错构瘤带着"瘤"的字样，让人听着很可怕，实际上它是最常见的肾脏良性肿瘤。肾错构瘤又称为肾血管平滑肌脂肪瘤，是由异常增生的血管、平滑肌及脂肪组织按照不同比例构成的。肾错构瘤生长

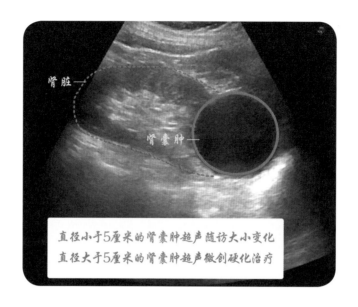

肾脏

肾囊肿

直径小于5厘米的肾囊肿超声随访大小变化
直径大于5厘米的肾囊肿超声微创硬化治疗

速度比较缓慢，个头较小，通常情况下无需治疗。肾脏恶性肿瘤主要有肾癌及肾盂癌，肾癌是生长在肾实质内的恶性肿瘤。它的恶性程度没有肝脏、胰腺的恶性程度高。但是，它的生长速度明显快于良性肿瘤。及早发现、及早治疗是挽救生命的关键。肾盂癌也叫尿路上皮癌，它是长在肾脏集合系统的一个上皮肿瘤。它常通过其周围的淋巴结及血液发生早期转移，并且发生血尿的现象也较早。

二、患了肾肿瘤为什么没有感觉

肾脏位于人体腰部的两侧腹膜后腔隙，位置较深，许多肾脏肿瘤无症状，也不能触及。良性肿瘤只有随着肿瘤不断膨胀生长，压迫了肾包膜，患者才会感到后腰部的一种隐隐胀痛。当肿瘤比较大时，腰部就可以摸得到硬块了。任何一个部位的恶性肿瘤早期均无任何症状，"无痛血尿"是典型的泌尿系统（肾脏、膀胱、输尿管）恶性肿瘤的临床表现。然而，肾脏与外界联系的唯一通道是尿液，一旦尿液出现红色时，往往表明肿瘤已经侵犯了肾盂、输尿管或膀胱。因此，当发生"无痛性肉眼血尿"时要高度怀疑泌尿系肿瘤。出现以上情况时，要马上到医院详细检查，排除肾肿瘤的存在。

三、如何及时发现肾脏肿瘤

目前临床中，绝大多数的肾脏肿瘤患者都是偶然影像学检查发现的，不管肿瘤多大，只要没侵犯肾盂，就不会出现无痛血尿现象，因此，每年对肾脏进行体检是早期发现肾癌的重要渠道。尤其 40 岁以后，建议每年至少做一次双肾彩超体检，彩超对小肾癌的诊断准确率高达 89.3%，彩超检出率高、简便、无创、价廉，能明确肿瘤的部位、大小及内部结构，可及早发现无症状的小肾癌。当彩超一旦发现占位性病变，可以加做肾脏 CT 进一步确诊。其次，平时应该留意尿液的颜色。虽然，肾癌有经典的三联征——血尿、腰痛、腹部肿块，但这是肾脏恶性肿瘤的中、晚期症状。因此，要想早期发现肾癌及肾盂癌，一定要重视"无痛血尿"的发现，及时就医。

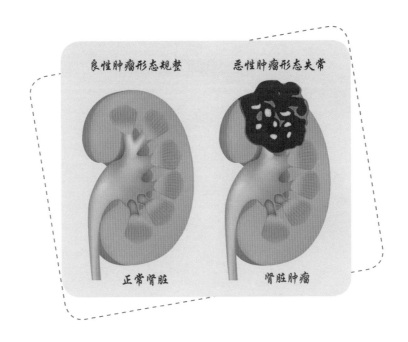

　　总之，近年来，随着超声、CT、磁共振成像的广泛应用，越来越多悄无声息的肾脏恶性肿瘤被早期发现，及早发现肾恶性肿瘤是保障生命的关键。我们要在定期做超声体检的基础上，注意日常多饮水，勤观察尿液颜色，如果尿液变红，不管是否有腰痛或肚子痛，都要到医院检查，以便及早发现肾脏恶性肿瘤。

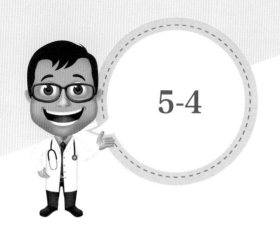

5-4

发现血尿怎么办

人体是通过肾脏产生尿液将体内的"毒素"排出体外的。正常人每天的尿量为 1 000~2 000 毫升左右。尿液的主要成分有水、尿素、尿酸及无机盐等,所以,正常的尿液呈"淡黄色",颜色的深浅与饮水量及排尿量多少有关,喝水越少,尿量越少,尿液中水占的比例就越少,尿液颜色越深,反之亦然。正常的尿液中应该没有或仅有少量红细胞及蛋白质。

一、什么是血尿

医学上来讲,血尿的定义是尿液沉渣中,每高倍镜视野红细胞大于 3 个。但是,这种血尿中,尿液是呈"淡黄色"的,称为"镜下血尿",因此,颜色正常的尿也可以是血尿。只有当 1 升尿液中含有超过 1 毫升的血液时,人类的眼睛才能看出尿液呈"红色"。也就是说,出血量多的时候,尿的颜色呈红色,称为"肉眼血尿"。但是,"红色"尿液也不一定是血尿。很多食物和药物也可导致尿液发红,譬如:甜菜、维生素 C、利福平及一些有色水果等,女性月经出血或痔疮出血等混入尿液也会出现血尿的假象。因此,尿色变化时

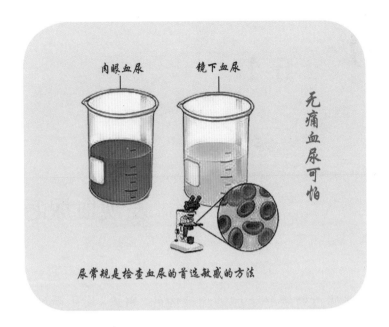

要首先排除以上的干扰因素,再结合尿液常规化验中的红细胞数量才能确定是否为真正的血尿。最好做尿液检查时,要避开女性月经期。

二、发生血尿的病因有哪些

　　血尿的病因复杂,产生、储存、排泄尿液的器官,即肾脏、输尿管、膀胱、尿道的任何一个部位出现问题,都会有血尿发生。肾内科最常见的疾病是各类肾炎、泌尿系统感染等,其他内科疾病,如感染性疾病、血液病、自身免疫性疾病、心血管疾病等,也会导致体内红细胞自肾小球外漏,形成有红细胞的终尿。外科最常见的疾病有泌尿系统结石、肿瘤、结核、畸形等,其血尿的原因是病变刺激或侵犯周围血管,导致血管壁破裂而出血。有些时候血尿是一过性的,部分正常人在过量运动或泌尿系统急性感染(如急性膀胱炎)后也可能出现血

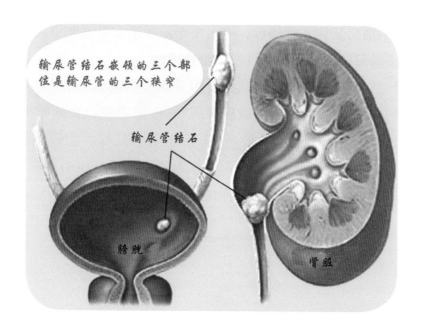

尿,休息或控制感染后血尿会自行消失。如多次复查仍有血尿,就需要寻找原因了。

三、如何查找血尿的病因

常见查找血尿病因的方法有尿常规、肾功能,影像学检查有超声、CT、磁共振成像、发射型计算机断层显像等。首选超声与尿常规检查,超声可以看肾脏的结构,它能够初步筛查血尿是否为泌尿系统畸形、结石、肿瘤等疾病引起,以指导患者治疗。尿常规是检查人体尿液中是否出现了不应该出现的成分,如红细胞、白细胞及蛋白质等,它是查找泌尿系统疾病的线索。对于一些超声难以查找出病因的血尿患者,可建议其做 CT、MRI 等进一步检查。对于常年血尿 / 蛋白尿或者尿常规 / 肾脏功能异常的患者,建议进一步接受超声引导下肾穿刺活检术,取 1~2 条肾组织,在电镜的放大作用下观察肾脏的微小结构变化才能确诊。排出由于泌尿系本身病变引起的血尿后，应该对可疑的全身疾病进行排查并确诊。

总之，如果发现尿液的颜色发生了明显的改变，无论是否有疼痛的感觉，都应及时到医院做尿常规检查，尿常规检查确定为血尿后，要进一步做超声等相关检查，以明确病因，这样才能做到早期发现、早期治疗。再次提醒大家，每天饮水不应少于 2 000 毫升，保证足够的尿量，有利于体内代谢废物的排出。

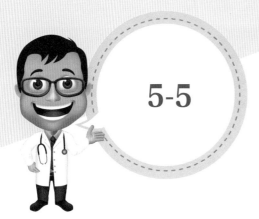

5-5

前列腺增生是什么病

前列腺是男性特有的性腺器官,位于男性盆腔内膀胱下方,包绕着尿道,形状如同"栗子"一样,体积约为 4.0 厘米 ×3.0 厘米 ×2.0 厘米。前列腺共分为五个叶和两个腺,五个叶分别为:前叶、中间叶、后叶和两个侧叶,两个腺分别为:内腺(尿道旁组织)和外腺(包绕内腺的组织)。前列腺增生主要发生在内腺,前列腺增生的症状是导致尿道受压,引起排尿困难,常发生于老年男性。外腺常发生的疾病是前列腺癌,也好发于老年男性,但有年轻化的趋势。

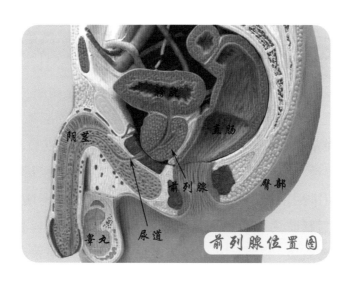

前列腺位置图

一、前列腺为什么会增生

前列腺主要的功能是维持男性第二性征、分泌前列腺液参与精子生成和射精及控制排尿。前列腺内含有一种丰富的物质——5α-还原酶,可将男性雄激素的主要成分睾酮转化为更有生理活性的双氢睾酮。双氢睾酮具有使增生的前列腺组织萎缩,控制良性前列腺增生症发生的作用。但是,随着年龄增大,男性体内雄激素的水平逐渐降低,睾酮减少导致双氢睾酮水平下降,抑制前列腺增生的能力下降,同时,前列腺腺体逐渐老化,无法满足男性第二性征及精子的正常生成,为了代偿相应功能,前列腺体积会越来越大,实际就是内腺的增大,称为增生。前列腺有控制排尿的功能,并参与构成尿道内括约肌。正常生理情况下,当发生排尿冲动时,逼尿肌收缩,内括约肌松弛,排尿才能顺利进行。前列腺一旦"有病",增生后会压迫尿道,排尿首先受影响。

二、前列腺增生会有哪些症状及危害呢

由于前列腺增生常发生在内腺,最常见的症状就是排尿困难,有尿意时无论怎样努力,膀胱里的尿液都排不出来。其次,排尿次数比往常增多,排尿时间间隔变短,有尿意时要站在厕所里等好一会儿,小便"姗姗"而来,而且流速慢,时有间断。前列腺增生时,膀胱里的尿液经常会排不干净,正常人排尿后膀胱内可以有小于25毫升的残余尿量,而前列腺增生的患者,膀胱内的残余尿量可大于25毫升。长期排尿困难,导致膀胱肌肉用力过度,膀胱壁增厚,引发尿潴留(排尿后膀胱内剩余的尿量)。尿液潴留的危害是容易引起细菌感染,增加膀胱炎、前列腺炎及尿道炎的发生风险,泌尿系统炎症的

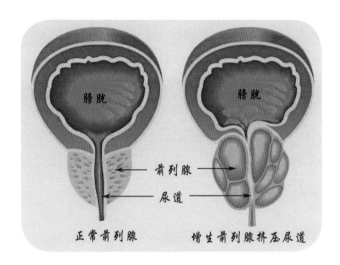

膀胱

膀胱

前列腺 ←

尿道 ←

正常前列腺　　　　增生前列腺挤压尿道

三大症状是尿急、尿频、尿痛。此外,前列腺增生后,尿液里的结晶体容易凝集形成膀胱结石,造成排尿突然中断。

三、超声在检查前列腺增生中有什么作用

　　超声检查是前列腺增生患者就诊时最重要的检查方法。有两种方式检查前列腺:经腹壁检查及经直肠检查。经腹壁超声检查方便,但需憋尿且诊断分辨能力较低,对微小病变不能检出;经直肠超声检查不需要憋尿且图像清晰,但检查时患者会存在一定的不适感。两者均可以检查前列腺的大小和形态、是否凸入膀胱、有无异常结节等,但检出结节的能力是不同的。首先,两种方法可以直接根据前列腺的大小判断前列腺增生的严重程度,通常分为轻、中、重三度。虽然,常规检查前列腺的方法为经腹壁超声检查,但是,当需要看前列腺增生的详细情况时,经直肠超声检查清晰度和分辨率更高,可以更清晰地显示前列腺的微小病变,并可以观察前列腺血流的分布情况,有助于筛查前列腺癌。此外,超声检查还可以通过测定排尿后膀胱内剩余的尿量间接判断前列腺增生的严重程度。

　　总之,老年男性一旦发现自己有排尿困难、尿频、尿急及尿潴留等相应症状,应积极到医院就诊,对前列腺增生的确诊及严重程度的判断需要依靠超声检查来帮忙,再由临床医生根据前列腺增生的严重程度来决定是用药治疗还是手术治疗。对于在体检时发现的无症状的前列腺增生,建议定期到医院进行超声检查。此外,需要注意在日常生活中不憋尿,积极参加体育锻炼,保护好身体,尽量远离前列腺增生的困扰!

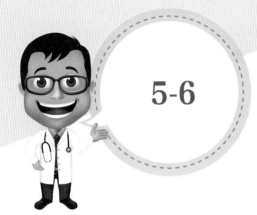

5-6

超声可以检查输尿管吗

　　输尿管是连接肾脏和膀胱的"桥梁",上接肾盂,下连膀胱,是一对细长的管状结构,成年人输尿管全长 25.0~35.0 厘米,走行迂曲,具有三个狭窄部位。第一狭窄在输尿管起始处,第二狭窄位于输尿管中段,在越过小骨盆入口处(与髂动 / 静脉交叉处),第三狭窄位于输尿管进入膀胱壁的开口处。输尿管有一定的弹性,肾脏产生的尿液通过输尿管输送到膀胱时,输尿管扩张,反之,输尿管呈闭合状态。因此,输尿管的功能除了输送尿液,还可以防止膀胱内的尿液反流到肾脏。

一、超声能检出哪些输尿管疾病

　　输尿管主要有结石、肿瘤、狭窄三大疾病,其中输尿管结石是最常见的输尿管疾病,输尿管狭窄处是肾结石脱落时最容易停留的部位,结石在输尿管内移动通常会引起疼痛。但是,如果结石不动,疼痛感不明显,长期嵌顿在输尿管内,会逐渐导致结石周围的组织发生炎症改变,严重时形成肉芽肿并包裹结石。只要结石导致了输尿管发生完全梗阻现象,就会造成肾盂积水。随着积水时间延长,积水程度加重,压迫有功能的肾盂周围的肾实质,就会引起肾功能损伤。超声检查正常输尿管是困难的,但是,对扩张的输尿管进行"追踪探测",基本上能够找到结石的梗阻部位。其次,如果输尿管长了肿瘤性病变时,较大的病变会导致尿液排出不畅,可以引起肾脏和输尿管的扩张积水,通过超声检查对扩张的输尿管及肾积水进行追查,也可以对梗阻部位及部分梗阻原因做出相应的诊断。此外,超声检查还可以诊断部分输尿管狭窄性疾病,譬如:先天性输尿管狭窄、输尿管结核、输尿管囊肿等,这些疾病一般位于输尿管下段,直接显示病灶存在困难,可以通过间接征象(如肾积水、输尿管上段扩张)间接对疾病进行诊断。

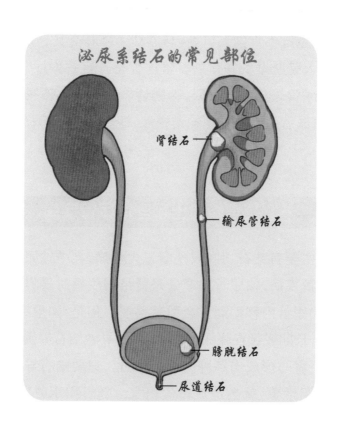

泌尿系结石的常见部位

肾结石

输尿管结石

膀胱结石

尿道结石

二、为什么超声有时看不清输尿管

输尿管自人体的后腰部向前下方的盆腔延伸,直到与膀胱汇合。它走行的路径是在人体腹膜后方深部隐蔽的地方,其前方有肠管的遮挡。当患者伴有体脂较厚、肠道气体较多等情况时,深部输尿管的显示将会受到影响,输尿管有小结石而没有发生梗阻或输尿管内有较小的肿瘤时,超声检查难以查找病灶。最好在空腹及肠道准备后进行输尿管超声检查。但是,急诊患者就诊时无法进行充分准备,当无法看清受气体遮挡的输尿管时,超声医生也会根据肾脏是否有积水、患者的疼痛部位及有无临床症状来帮助间接诊断输尿管疾病,也可以结合尿常规及其他影像学检查(如 CT、磁共振成像等)来联合确诊。

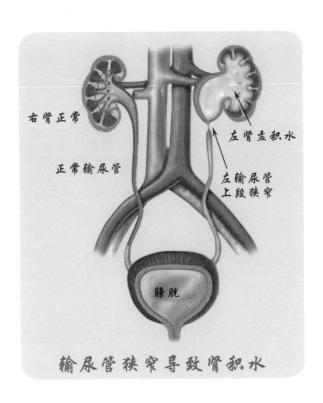

输尿管狭窄导致肾积水

　　总之，对于输尿管结石、肿瘤、狭窄等输尿管疾病来说，超声检查是最简单方便的影像学检查，输尿管疾病的发生有时不会伴有临床症状，这就需要患者至少一年定期到医院进行一次泌尿系统超声检查。如有结石病史并伴有疼痛症状，要及时到医院就诊，查找结石的位置是否有变化。对于部分超声检查看不清的输尿管疾病，医生会将超声与 CT、输尿管成像等影像学方法进行结合，共同来对疾病做出准确的诊断。

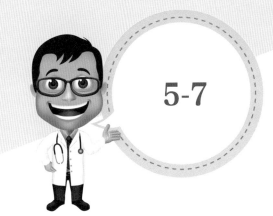

5-7

为什么要做肾脏活检

肾脏是位于人体腰部的"一对"器官,位置深,发生病变时,无论是弥漫性肾脏损伤,还是肾脏肿瘤等,常无感觉及症状。因此,通常临床上发现肾脏病变时,病程常常已进入了较严重的时期。虽然,检查肾脏结构异常的常规及首选方法是超声,然而,对于肾脏慢性疾病,超声的检出率极低,难以确诊,有些泌尿系统疾病通常是尿常规首次发现异常的,譬如:尿液中有蛋白质、红细胞等,也需要查找真正的病因。

一、常规超声对哪些肾病诊断率高

肾脏常见的疾病有四大类:炎性、结石、肿瘤及畸形。超声能够检查肾脏的大小、皮质及集合系统等形态上的改变。由于结石、肿瘤、结核及畸形等是形态上有明显改变的疾病,超声是首选的诊断手段。譬如:结石可以看到肾脏内有强回声光团,也可出现肾积水等征象,常伴有剧烈疼痛;肿瘤足够大时与正常组织分界清晰,超声的诊断率较高,如肿瘤较小,处于早期时,与周围组织分界不清晰,易漏诊;肾脏畸形及结核表现形态虽然比较复杂,需与肿瘤鉴别,但形态上的改变也是易发现的。然而,炎症疾病(最多见的有慢性肾小球肾炎、肾病综合征等)早期炎症性病变超声不能检出,中晚期炎性病变,超声图像才有不同于正常声像图的改变,超声结论只能是弥漫性病变,可以分出轻、中、重三度,但是不能确定疾病的种类。因为,这类病变常发生于肾脏皮质的肾小球及肾小管上,它们都是人眼看不到的微小结构的改变,超声是不能发现的。所以,常常会出现肾功异常,尿常规中有蛋白质及红细胞,而超声检查"肾脏正常"的这种矛盾的检查结果。

二、为什么要做肾穿刺活检

临床上诊断肾脏疾病的方法有尿常规、肾功能检查及超声检查等,这些检查也是健康体检中普遍使用的检查项目。这三种检查方法是肾脏疾病最常用的手段,但是,除了肾活检外,临床上的这些检查方法及技术都不能确定慢性肾病的病因。慢性肾脏疾病最初仅表现为肾脏细胞内细微结构的病变,只有病变发展到中期以上才会有影像学改变。而且肾病病理类型多样,仅肾小球病变的种类就多达十余种,每种类型的治疗方法不同,病变的严重程度也不同,临床治疗需要精确用药,这时就需要通过肾穿刺活检来取肾组织,通过电镜将其放大上千倍、上万倍后,观察病灶的微小变化。

三、肾穿刺活检对人体有伤害吗

肾穿刺活检是在局部麻醉状态下,采用外径为 1.2~1.6 毫米的"细"针,从后腰部进入肾皮质内取出细细的"小肉条",通过电子显微镜观察肾脏细胞的细微结构变化,整个穿刺过程仅几分钟。这种检查为微创诊断方法,在无射线的超声引导下进行,定位精确;

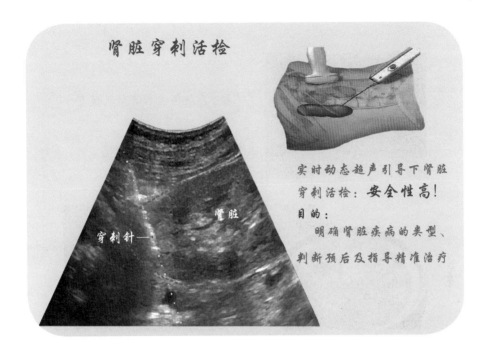

肾脏穿刺活检

穿刺针——

肾脏

实时动态超声引导下肾脏
穿刺活检：安全性高！
目的：
明确肾脏疾病的类型、
判断预后及指导精准治疗

细小针孔相当于打"肌肉针"一样，对其周围组织破坏微小，不影响肾脏功能，也不会加重病情；手术前、手术中及手术后医生采取了非常有效的防止出血的措施；穿刺过程中，医生会在超声监视下选准位置，以防穿刺针进入肾盂，所以绝大多数患者不会出现血尿。肾穿刺活检是目前确诊慢性肾病并且判断愈后的唯一的诊断手段。

总之，肾脏活检主要针对于慢性肾脏疾病及一部分肾肿瘤的患者，慢性肾病患者的肾脏功能改变常常明显早于肾脏结构的变化，这种情况下，常规超声检查难以发现肾脏已经出现问题了，即使超声发现肾脏结构有异常，也不能区分是肾病的类型。慢性肾病进展缓慢、隐匿、多无症状，当发现浮肿、尿量减少了，病情已经很严重了。只有拿到肾脏活检的病理"金标准"，才能精准诊断、制定个体化的治疗方案，并且，通过病理结果还能判断病变的愈后状况，所以，通过对本文的学习，您应该不排斥为肾脏做活检了。

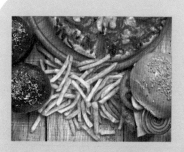

高盐、高脂饮食损害肾脏健康

肾病患者应尽量清淡饮食，多食蔬菜，适量饮水。

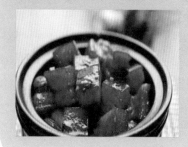

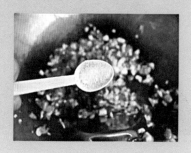

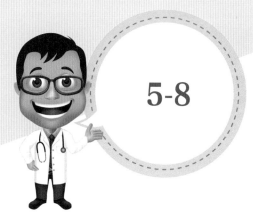

5-8

治疗肾囊肿最好的方法是什么

肾囊肿是常见的一种疾病,通俗点说就是肾上长了"水泡",它是良性肿瘤,生长速度缓慢。肾囊肿分类复杂,主要分为多发性肾囊肿、良性多房性肾囊肿、单纯性肾囊肿、髓质海绵肾、获得性肾囊肿、肾盂囊肿等。其中最常见的类型应该是单纯性肾囊肿。大部分囊肿囊壁由单层扁平或立方上皮组成,囊液是肾小球滤过液或上皮分泌液。在医学上肾囊肿的病因尚不明确,其可能与先天发育不良、基因突变和各种感染有关。肾囊肿是一种慢性病,它生长缓慢,小的肾囊肿一般情况下不会对人体的健康构成危害。但是,生长到较大时会压迫肾脏正常组织,久而久之就会影响肾脏及周围器官的功能,所以说较大的囊肿需要治疗。

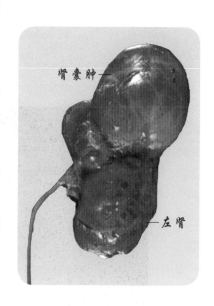

肾囊肿——

——左肾

一、哪种治疗肾囊肿的方法更好

目前,肾囊肿的治疗方法主要有三种:①开放式囊肿开窗术:开放式是指开腹的手术方法,开窗是将囊肿壁去掉一部分,让囊液流到周围便于人体吸收,达到囊肿缩小或自行吸收的目的;②腹腔镜囊肿开窗术:在腹腔镜下进行囊肿开窗术式,③双通道经皮肾镜术:在肾镜监视下将肾盂侧的囊壁刺破,使囊腔与肾盂相通,以达到囊内液通过尿道排出的目的;④超声引导下穿刺硬化术(详情见本文第二问)。前三种术式手术过程复杂、创伤大、有麻醉意外的风险,术后恢复慢;而且手术费用高。

二、什么是超声引导下穿刺抽液硬化术呢

超声引导下穿刺抽液硬化术是在超声监测下选择最安全的路径,用一根细针经过皮肤穿入囊肿中,将囊肿内液体抽净,再注入适

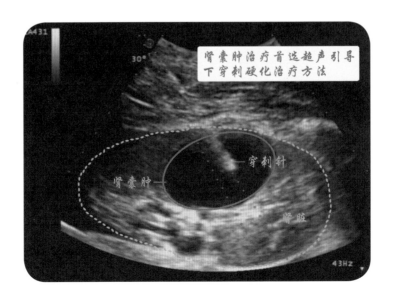

当剂量的硬化剂(使有渗出液体功能的囊壁硬化,不再产生液体的药物)。这种治疗方法具有风险小、无痛苦、无辐射、创伤小(创口只有一个针眼)、恢复快、疗效确切、无麻醉意外、费用低廉、可重复治疗、无周围组织损伤等诸多优点,患者可选择门诊治疗,亦可选择住院治疗,术后无需吃药、换药。术后3个月复查超声,观察病灶吸收情况即可。

三、超声引导下穿刺抽液硬化术的适应证与禁忌证有哪些

适应证:①肾囊肿直径大于5.0厘米,患者有治疗要求;②肾囊肿引起明显临床症状,如腰酸、背痛等;③囊肿产生压迫症状或影响肾功能者;④多囊肾个别囊肿较大,为防止破裂或解除压迫症状者;⑤囊肿合并感染者。禁忌证:①存在严重心、肺、脑疾病,一般状况差,不能配合治疗者;②有严重凝血功能障碍者;③穿刺路径有大血管等重要结构不能避开者;④与肾盂相通的囊肿;⑤囊肿性质不明,不除外囊性肿瘤者。

总之,肾囊肿是肾脏最常见的良性疾病,危害不大,可以有症状,药物治疗无效,可以定期复查超声观察其大小变化。如果直径小于5.0厘米,不合并出血或感染,就无需治疗。多囊肾是遗传性疾病,目前,临床上尚无彻底治愈的方法,需要治疗的囊肿直径标准可以放宽到5.0厘米以上,可以采用超声引导穿刺抽液减压术治疗较大的囊肿、合并感染的囊肿及出血的囊肿,为了保护肾脏功能,尽量少用硬化剂等药物。要谨慎记住与肾盂相通的肾囊肿不适于硬化治疗。

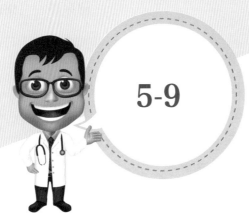

5-9

什么时候需要做前列腺活检

前列腺是男性特有的性腺器官,位于盆腔深部膀胱下方,中间有尿道穿行,具有分泌及运输作用,主要功能是维持性功能及排尿。

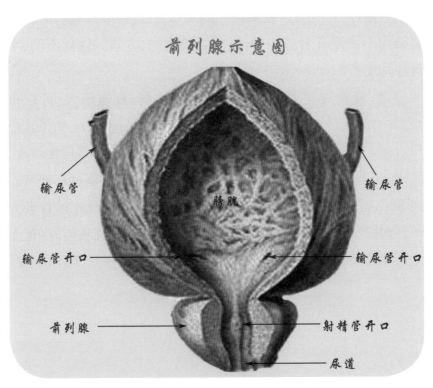

前列腺示意图

输尿管

输尿管

膀胱

输尿管开口

输尿管开口

前列腺

射精管开口

尿道

前列腺易患的三种病变为前列腺炎、前列腺增生及前列腺癌。前列腺炎在青年男性中高发，主要原因是此阶段男性性生活活跃、前列腺分泌功能旺盛。前列腺增生及前列腺癌则常发生于老年男性中，前列腺增生俗称前列腺肥大，发病与年龄相关，不是前列腺癌的前期表现，与前列腺癌无关；前列腺癌的病因可能与性激素、种族和遗传、饮食及环境等有关。

一、检查前列腺疾病的方法有哪些

检查前列腺的方法有直肠指诊、前列腺肿瘤标记物检测、超声、CT、磁共振成像等。直肠指诊（医生用手指经肛门探查直肠前方前列腺的一种简便方法）会有一定的不适感，能够初步了解前列腺的硬度、大小及表面有无结节；检查前列腺癌的肿瘤标记物为血清前列腺特异性抗原（PSA），正常人 PSA 值小于 4 纳克每毫升，当 PSA 值为 4~10 纳克每毫升时为可疑前列腺癌，随着 PSA 值的升高，患前列腺癌的可能性也增加。但是，PSA 值增高并不意味前列腺的疾病是癌症，前列腺炎及前列腺增生都会导致 PSA 值升高。超声检查简便易行、无辐射，可作为前列腺疾病的首选筛查手段，有经腹憋尿检查及经直肠两种检查方法，其中经直肠超声优于经腹超声检查。CT能够显示前列腺的解剖断面，有助于前列腺肿瘤确诊后的分期诊断。磁共振成像对前列腺疾病的诊断作用与 CT 相似，但对于体内植入任何金属、电性、磁性或机械性内植物（如心脏起搏器、助听器等）的患者绝对禁用。

二、为什么要做前列腺穿刺活检

虽然经直肠超声检查是目前筛查前列腺疾病最常用的方法，其图像分辨力及清晰度明显优于经腹超声。但是,由于前列腺癌具有多灶、散发且病灶小等病理特点,超声表现也缺乏特异性,使得前列腺癌的超声检出率较低,仅能发现可疑病灶,无法确诊,难以与前列腺增生相鉴别。CT、磁共振成像等相关影像学检查方法也不能有效地确诊前列腺癌,评估治疗方式及其预后。PSA 值检测是发现前列腺癌的重要指标,但 PSA 的敏感性高、特异性低,也就是说,不仅前列腺癌患者的 PSA 值会升高,前列腺增生、前列腺炎等疾病亦可引起血清 PSA 升高。因此,为了早期诊断,就需要做前列腺活检了。目前,超声引导下前列腺穿刺活检是唯一的确诊前列腺癌的方法。活检的适应症是血清 PSA 升高;临床直肠指检前列腺有可疑结节;影像学检查发现可疑病灶。前列腺活检的目的是除了判定是否患有前列腺癌外,还能确定前列腺癌的分级,用于评估手术后患者的治疗

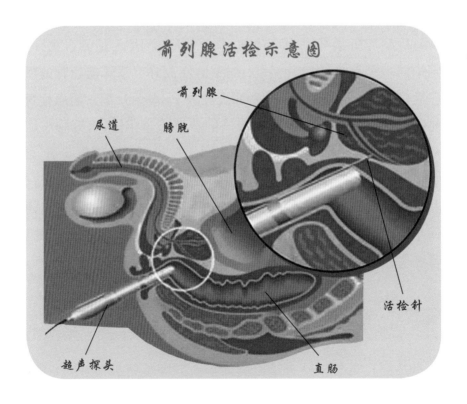

前列腺活检示意图

尿道　膀胱　前列腺　活检针　超声探头　直肠

效果。前列腺穿刺后病理检查结果是确诊前列腺癌的"金标准"，是临床制定治疗方案的首要依据。

三、前列腺穿刺活检有风险吗

前列腺穿刺路径有经会阴穿刺和经直肠穿刺两种。经会阴穿刺时，皮下神经、血管较多，易出血、疼痛明显，同时定位困难，因此，常采用经直肠路径的前列腺穿刺活检术，这种方法穿刺路径最短且"途中"无任何大血管。虽然，理论上穿刺针数越多，病理结果越准确，但是，为了降低出血风险，需要尽量减少穿刺针数，基本在 6~12 针，研究表明，取得的病理标本对病理结果的准确性影响不大。下面通过前列腺活检的过程来了解它的风险：①穿刺前停用抗凝药，提前一天进行肠道准备并预防性应用抗生素，检查血常规、尿常规、肝肾功能及凝血功能，综合评估患者全身状况及出血风险，按要求做好准备的患者不会出现危险情况。②消毒后经直肠超声探头全面扫查，记录前列腺各径线大小、可疑病灶的大小及位置。③定位可疑病灶或穿刺目标后，调整好探头方位及进针深度，在实时超声引导下对靶目标进行精准穿刺，能够做到指"哪"打"哪"。超声引导无射线伤害，整个过程大概 3 分钟，在局部麻醉药物的作用下，疼痛轻微。从前列腺解剖结构来看，其内无大血管，且穿刺后局部应用止血药及有效按压止血可使出血风险甚小。

总之，前列腺是男性的重要器官之一，前列腺疾病会对男性健康造成损害，给精神带来极大痛苦。前列腺炎的主要表现为尿频、尿急、尿痛，前列腺增生则表现为进行性排尿困难，而前列腺癌早期一般无任何症状，老年男性前列腺癌发病率较高，需尽早防治、定期检查 PSA 及超声，一旦发现 PSA 升高，就应该进一步做前列腺穿刺活检，早期确诊、早期治疗、延长寿命、提高生活质量。

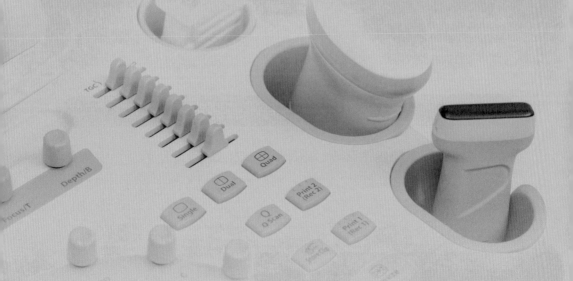

06

妇科篇

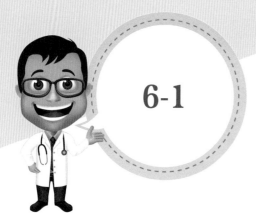

6-1

彩超为什么是女性的守护神

女性特有的器官均位于盆腔,如果,这些器官发生了问题称为妇科疾病,常见疾病除了炎症、肿瘤等疾病外,还有女性内分泌失调性疾病。炎症常由于女性尿道外口和阴道外口均与肛门为邻而引发,肿瘤可以发生在子宫和卵巢,通常是无声无息地生长,如不伴有阴道出血等症状,常不会被发现。女性内分泌失调性疾病有月经不调、不孕、性激素紊乱等。超声具有无辐射、无创伤、费用低等优点,为世界公认的筛查女性妇科疾病的首选方法。

一、女性盆腔有哪些器官

盆腔器官主要包括子宫、双侧卵巢、双侧输卵管及阴道。子宫像一个倒置的"梨"形,在生育期,大小约有拳头大,位于盆腔中部,其作用是孕育生命、产生月经和参与激素水平的调节。其两侧宫角与输卵管相连,像一个人张开两只"手臂"一样。输卵管为女性孕育生命输送卵子之用,同时,正常女性子宫两侧各有一个卵巢。卵巢的功能是产生激素及卵泡,内有大大小小的卵泡,所以,常呈"葡萄"状。女性一生中一般有 400~500 个卵泡发育成熟并排卵。正常生理情

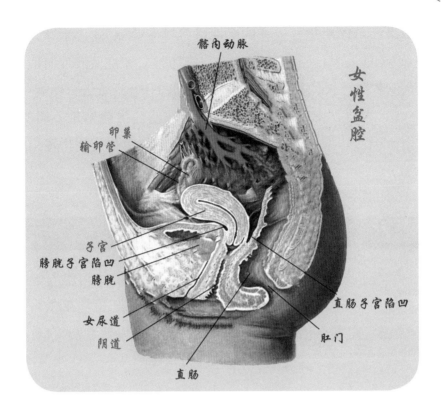

况下，卵巢上常有大小不等的 3~10 个卵泡，但每个月经周期只有一侧卵巢中 1 个卵泡发育为成熟卵泡（直径大于 1.8 厘米），两侧卵巢交替进行排卵。

二、妇科超声主要检查什么

常规超声检查有经腹、经阴道和经直肠三种方式。三种方法均能检查子宫的位置、大小和形状，子宫体是否有肌瘤、腺肌症和子宫内膜病变等，可以观察子宫内膜的厚度及是否有息肉、增生及癌症等病变。同时，能够观察两侧卵巢的大小、位置、形态、是否有囊性或实性肿瘤。常规超声难以探查正常输卵管的情况，不能确诊输卵管堵塞，可是一旦输卵管发生积液、积脓等病变时，常规超声是可以诊断的。超声还可以对想要生育的女性进行排卵监测,健康女性月经周期为 28~30 天,月经第 14 天左右为排卵日。卵泡监测的时间是以月经来潮为第一天计算,不管经期长短,第 10 天开始进行卵泡监测,隔天一次,大概 2~3 次。三种方式对疾病的检出能力是不同的,不仅适用于不同状况的女性,而且有些疾病的检出是需要指定检查方式的。

三、如何选择超声检查方式

妇科超声检查有三种方式:①经腹超声检查:妇科经腹超声检查需要憋尿约 300~500 毫升。一般来讲,经腹超声应用于一般体检,未婚或没有性生活史的女性,其优势是检查方便且费用低,但此项检查受腹壁厚度影响较大,腹壁越厚,清晰度越差。此外,还会受腹腔气体及憋尿程度的影响,同时腹部检查探头分辨率低于阴式超声探头,对于微小病变难以识别,容易漏诊和误诊。②经阴道超声检查:适合所有有性生活的女性,尤其是肥胖患者,年纪较大、产后恢复期女性,人流术后女性及绝经期女性。其优势是不用憋尿;经自然腔

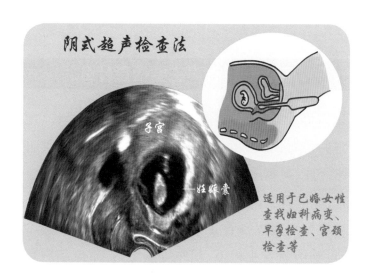

阴式超声检查法

子宫

妊娠囊

适用于已婚女性查找妇科病变、早孕检查、宫颈检查等

道探查无创伤;探头距离要观察的器官较近,清晰度高;仪器探头比腹部探头分辨率高容易识别微小病灶;为急诊重患争取时间,减少憋尿的痛苦;确诊率高,病变检出率高。因此,医生通常以经阴道超声为主要检查手段。③经直肠超声检查:适合无性生活史且需要详细观察病灶,但经腹超声不能确诊的患者,优势同阴式超声检查相同。无论经阴道超声,还是经直肠超声检查,在操作过程中,探头上会套上无菌避孕套且每名患者检查完都会更换,避免交叉感染。

　　总之,女性的一生离不开超声检查,超声检查是女性的守护神,无论体检还是有症状需要确诊,不同检查方式的超声基本能够排查女性 95% 的病变,在帮助女性提早发现异常、保证及时治疗、维护女性健康、增强体质、提升自信心、减轻心理压力方面起着推动作用。

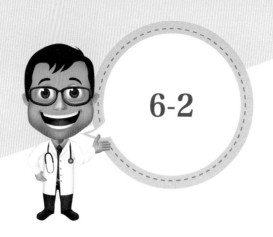

6-2

月经不调怎么查

女性一生根据其生理特点可分为七个阶段：胎儿期、新生儿期、儿童期、青春期、性成熟期、绝经过渡期及绝经后期。随着女性年龄的增长出现的这些生理期均与女性的雌激素水平有关，前三个期由于雌激素水平极低，子宫及卵巢发育缓慢；青春期时，月经第一次来

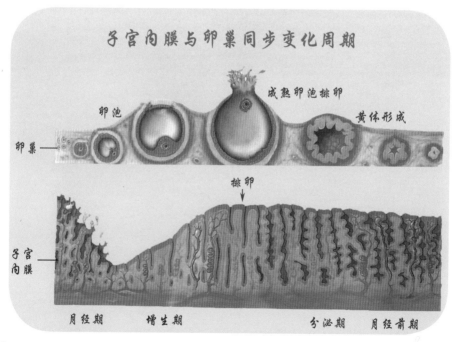

子宫内膜与卵巢同步变化周期

卵泡　　　成熟卵泡排卵　　　黄体形成

卵巢——

排卵

子宫内膜——

月经期　　增生期　　　　　分泌期　　月经前期

潮称月经初潮,月经初潮年龄多在 13~14 岁。提示女性体内雌激素水平升高,其结果是使子宫内膜增殖 - 脱落 - 出血,即出现月经。到达性成熟期时,雌激素水平稳定,但雌激素水平高低是周期性变化的,一个月中有时会下降,有时会升高,其变化依靠"下丘脑 - 垂体 - 卵巢轴"的调节。其中,卵巢是执行大脑命令的"操盘手"。正常情况下每月一次月经,出血的第一天为月经周期的第一天,两次月经的间隔称为一个月经周期,一般为 21~35 天,平均 28 天。每次月经持续时间称为经期,一般为 2~7 天,通常为 3~5 天。每个女性的月经周期都有自己的规律,经期长短因人而异,提前或延后 3 天都属正常范围。

一、月经不调有哪些原因

月经不调是妇科常见病,表现为月经周期或出血量的异常,可伴有月经前、月经期的腹痛及全身症状。病因可能是功能性病变或器质性病变。月经不调要重视,引起女性月经不调的原因虽然有很多,但主要的病因有精神因素及妇科因素两种。生活和工作的压力、情绪异常、长期的精神压抑、重大心理创伤等为精神因素,属于功能性病变,这种情况往往月经轻微变多或变少,病因解除后在 3 个月内月经多恢复正常。妇科因素属器质性病变,相对于精神因素更常见,包括子宫肌瘤、子宫内膜息肉、子宫内膜增生、卵巢功能异常等疾病,这种情况往往月经不调时间长,而且还伴随腹痛、月经量过多等症状。

二、如何查找月经不调的病因呢

正常情况下,受外界因素的影响,月经周期会出现偶尔不准时的情况。但是,无论是已婚女性,还是未婚女性,如果连续 3 个月月经不规律就需要来医院妇科就诊。首先,妇科医生会通过一些检查排除器质性病变的存在,譬如:①超声检查:最好是经阴道超声检查,能够详细观察卵巢及子宫内膜的病变,也可以排除女性存在宫外孕的可能,即使是月经期也可以进行妇科检查;②性激素六项检查:需要采肘部静脉血进行的一项化验室检查,目的是观察女性体内激素分泌是否正常,这些激素失调会导致子宫不正常流血或闭经;③与妊娠相关检查:譬如,人绒毛膜促性腺激素(HCG)是排除宫外孕及流产等导致月经不正常的指标。如果所有检查都正常,可以基本排除器质性病变,诊断为功能性月经不调。

三、器质性病变如何导致月经不调

根据病因分为:①子宫肌瘤:根据生长部位分为三型,肌壁间子宫肌瘤(长在子宫肌层间的肌瘤),一般不会引起临床症状;浆膜下子宫肌瘤(凸向子宫被膜外生长),较大者可压迫膀胱,引起尿频等症状;黏膜下子宫肌瘤(侵犯/压迫子宫内膜)是导致月经失调的类型。②子宫内膜病变:正常子宫内膜厚度随月经周期变化,从线状开始增厚,月经前期均匀增厚达到 1.2 厘米。子宫内膜病变有良性病变及恶性病变之分,良性病变可能是内膜息肉(子宫内膜局限性增厚,凸向宫腔),良性的异常增生有单纯性子宫内膜增生、子宫内膜腺囊性增生及子宫内膜腺瘤样增生,部分病变可能是癌前病变。恶性病变是指子宫内膜癌,子宫内膜癌好发于绝经期前后的女性。这些病变均会导致月经不调,以月经量增多为主。③卵巢病变:卵巢病变非常复杂,病种有几百种,有良、恶性之分,部分肿瘤会影响女性的激素水平。当发生影响激素水平的肿瘤时就会导致月经的改变,常以月经量多、时间长为主。④处于生育期的女性月经减少或闭经称为卵巢

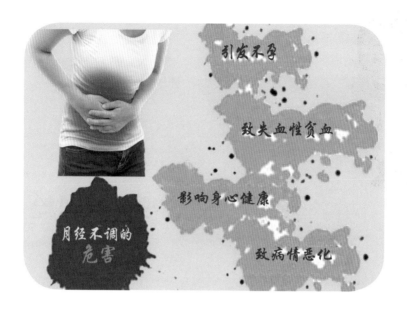

引发不孕

致失血性贫血

影响身心健康

月经不调的
危害

致病情恶化

早衰,是卵巢功能降低或卵巢萎缩的标志。⑤卵巢有一种特殊病变就是卵泡过度生长而不排卵,这样的女性多肥胖、不孕伴月经量少。⑥通过宫内放置节育器避孕的女性,在带环后也会产生月经不调的现象。3~6个月内月经恢复正常者不用取环,6个月后月经仍不规律可能需要采取取环的处置方法解决问题。

总之,女性最担心的就是每个月"大姨妈"是否准时光顾,它对女性的心理和生理具有双重影响,如果连续3个月月经不规律就需要及时到医院来排除器质性疾病,在医生指导下进行月经不调的治疗。

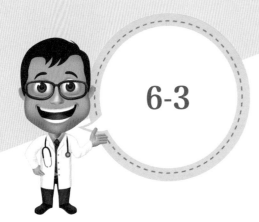

6-3

绝经女性需要做妇科检查吗

　　绝经是指女性卵巢功能衰退，无月经、生育停止的一种现象，以女性的最后一次月经的时间来计算，多数女性在 45~55 岁自然绝经。此时，由于雌激素水平突然或者明显的缺乏，会引起一系列自主神经系统功能紊乱为主的"更年期"症状。绝经包含绝经期及绝经

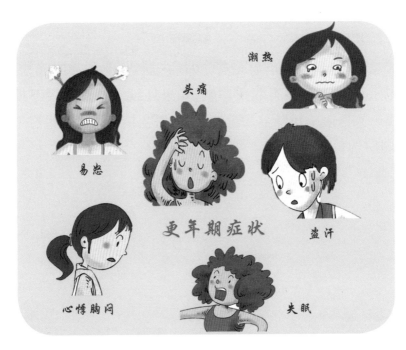

后期,绝经期的临床表现为月经停止,这是"更年期"的主要特征,一般认为,年龄超过 45 周岁,停经有一年者,则最后一次月经期,称为绝经期;绝经后期是指月经停止到卵巢内分泌功能完全消失的时期,是妇女进入老年期之前的阶段。虽然绝经女性不来月经了,卵巢没有功能了,子宫及卵巢开始逐渐萎缩,从此失去了生育能力,然而,接下来女性还有漫长的生存期,妇科疾病也会悄悄地发生。

一、绝经后女性为什么要定期做妇科超声

其实,定期的妇科超声检查对于所有年龄段的女性都是十分必要的,无论是生育期女性,还是绝经期女性,亦或是绝经后期女性。女性正常月经没有了,不代表就跟妇科疾病"说再见"了,绝经后女性仍然会罹患多种妇科疾病,而且有些疾病是绝经后才会发生的。绝经后的妇科疾病可分为原发性和继发性两类,原发性疾病包括子

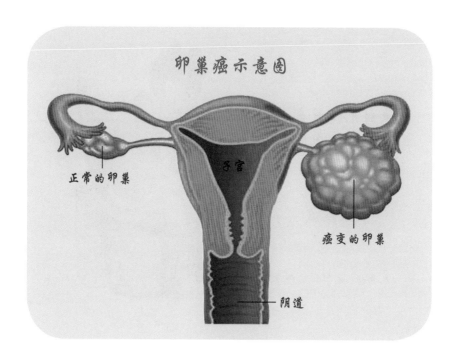

卵巢癌示意图

正常的卵巢

子宫

癌变的卵巢

阴道

宫肌瘤、子宫内膜息肉、内膜癌、内膜肉瘤、卵巢囊肿、卵巢癌、输卵管病变等,继发性疾病包括乳腺癌术后、通血管药物治疗脑血栓后所引起的内膜增厚、盆底肌肉松弛引起的子宫脱垂／膀胱脱垂以及激素水平降低导致的病变等。以子宫内膜癌、卵巢癌为例,这两种病均是绝经后常见的恶性病变,早期均可无任何症状,但早期子宫内膜癌的超声检查能够发现子宫内膜已经开始增厚了;超声对早期卵巢癌的检出率也是很高的,部分卵巢癌病灶很小时,超声就能通过发现大量腹水这个线索来查找卵巢病变。因此,没有临床症状的绝经老年女性定期妇科检查是十分必要的,有症状者更需要找出原发病灶。

二、为什首选阴式超声检查

绝经后女性的妇科检查除了常规妇科内诊检查外,最重要的、必选的检查就是阴式超声检查。绝经后女性采用阴式超声检查具有

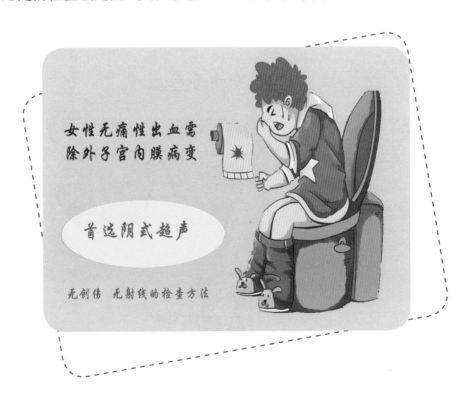

两大优势：①阴式超声的探头频率高、图像清晰，老年女性的生殖器官萎缩，较生育期女性小 1/3~1/2，且老年女性多体型肥胖，腹壁脂肪层较厚，阴道探头与脏器间的距离较近，因此，采用阴式超声才能够清晰显示。②阴式超声检查无需憋尿，由于老年女性膀胱功能减退，避免了老年人憋尿困难的问题。③阴式超声检查子宫内膜及卵巢微小病变更敏感，能够早期发现。

　　总之，绝经期及绝经后期女性的子宫及卵巢也会发生一些疾病，尤其是子宫内膜癌、卵巢癌发生率明显增高。定期无创的、无害的超声检查能够及早发现妇科肿瘤，对于提高老年女性的生存率及生活质量有很大帮助。如果绝经后出现阴道流液、不正常出血、腹部包块、腹腔积液等症状，应该及时到医院做妇科检查，阴式超声是必要的，不要受中国传统思想的影响，"有病不背医"，首选做阴式超声检查。妇科体检也至少要 1 年做一次阴式超声检查。

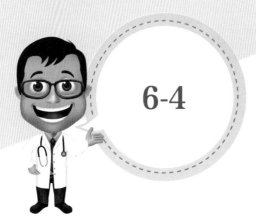

6-4

未婚女性会得妇科病吗

　　在大多数人眼里,妇科病主要是已婚妇女的事,似乎与未婚女性没有关系。其实这样的想法是不对的,有些妇科病常常发生在未婚未育甚至青春期的女性身上。未婚未育女性的年龄段正处于雌激素水平很高的阶段,尤其是青春期激素水平会突然增高,生理上会有第二性征发育及月经来潮。由于年轻女性缺少生理卫生意识、缺乏对妇科病的认识及生理期护理常识,无法判断出现的一些现象是正常生理现象或是异常的病理症状,譬如:17岁不来月经;月经不规律;经期腹痛等现象。如果不检查,是否存在先天性生殖器官发育异常不得而

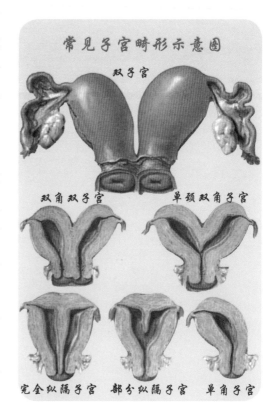

常见子宫畸形示意图

双子宫

双角双子宫　　单颈双角子宫

完全纵隔子宫　部分纵隔子宫　单角子宫

知。此外,过早性行为也会增加年轻女性的患病风险。因此,未婚未育的年轻女性也要定期做妇科超声检查,及早发现疾病并及早治疗,避免病情发展严重。

一、未婚未育女性易患哪些妇科疾病

未婚未育女性不仅会得妇科疾病,而且,有些疾病在这个时期高发。常见的疾病类型:①子宫疾病多为先天性畸形,当青春期女性到了该来月经的年纪却没有月经初潮,反而有反复加剧的下腹痛时,很可能患有阴道闭锁;如果过了相应年纪仍没有月经初潮也没有腹痛,很可能存在子宫发育不良,甚至无子宫等畸形。②卵巢疾病包括卵巢囊肿、卵巢肿瘤、卵巢扭转等。青春期高激素水平、高黄体水平可刺激卵巢产生生理性囊肿,常见的有黄体囊肿、黄体血肿,可自行消失;当发现囊肿不消失反而增大时可能为病理性囊肿,常无症状;卵巢子宫内膜异位囊肿是特例,可表现为渐进性加重的痛经;常见的卵巢肿瘤为畸胎瘤,多无症状,常在体检时发现,部分畸胎瘤有恶变的可能;体型肥胖、月经不规律的女性应该查查卵巢是不是患了多囊卵巢综合征。有性生活史的未婚女性,如果经期延长或不规则流血,除了有宫内妊娠的可能,还有宫外孕的可能,都必须做阴道超声进行早期排除。当发生卵巢囊肿破裂、宫外孕破裂或卵巢扭转时,会引起急性腹痛、腹腔大量出血,情况严重者可危及生命。此外,女性子宫及其附件通过阴道与外界相通,细菌可经过阴

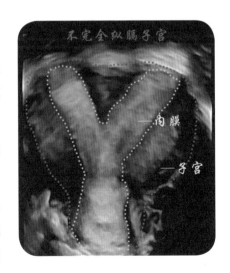

道、尿道直接进入女性盆腔,无论有无性生活史,女性患上妇科炎症的风险都很大。尤其年轻女性生理期护理不当时,会发生盆腔炎症,出现腹痛、白带异常或不正出血等症状,如不及早发现及治疗,可能会形成输卵管积液、积脓、盆腔积液等。所以,未婚女性的妇科疾病不容忽视。

二、未婚未育女性妇科疾病怎么查

妇科常规检查包括临床内检及超声检查。①对于有性生活史者,临床查体可以选取经阴道的内诊检查。超声检查包括经腹壁、经阴道两种途径,腹部超声检查需要提前憋尿,能够大致筛查部分子宫畸形、子宫肌层是否有肿瘤、子宫内膜是否增厚、是否宫内早孕、卵巢是否有囊肿、输卵管是否有积液、盆腔是否有积液等;阴式超声检查不用憋尿,较腹部超声清晰度高,除了能够检查以上内容以外,还能

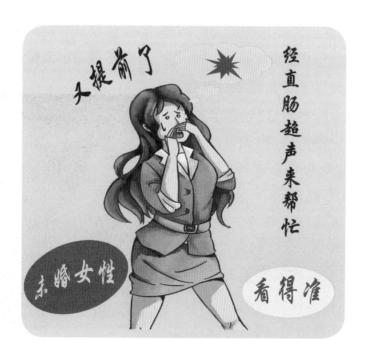

进一步明确子宫畸形的类型、子宫内膜是否有息肉、卵巢囊肿的性质、发现宫外妊娠的包块、发现微小的卵巢肿瘤等，当临床怀疑子宫内膜病变或宫外妊娠时必须选择经阴道超声检查。②对于无性生活史的女性，临床查体多选用经腹或经直肠检查。超声检查有经腹部和经直肠两种途径，经腹超声检查与以上提到的内容基本一致，经直肠超声检查的内容与经阴道超声检查基本一致，其清晰度与经阴道检查相近。此外，根据临床侧重点不同，超声医生也会选择不同的检查方式，譬如：当临床怀疑多囊卵巢综合征时，一定要选择经直肠超声检查，由于此类患者多较肥胖，只有经直肠超声才能看清卵巢及卵泡情况。

总之，女性一生当中，无论是已婚，还是未婚；无论是已孕，还是未孕，都可能会发生妇科疾病或产科疾病，建议女性大约 11~13 岁月经初潮后，适当定期做超声检查。当自己的女儿进入青春期后，如果月经不规律或经期疼痛明显，作为母亲一定要关心女儿是否有生理卫生问题或相关疾病，不要认为未婚的女性就不需要到医院检查妇科。同时，对于青春期女孩，母亲应该告诫其不要过早性行为，并告知其如何做好生理期护理等常识。

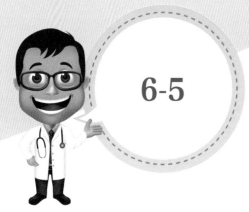

6-5

女性为什么会得子宫肌瘤

　　子宫肌瘤是女性生殖器官中最常见的一种良性肿瘤,也是人体中最常见的肿瘤之一,由平滑肌及结缔组织组成。子宫肌瘤多见于中年妇女,常见于 30~50 岁女性,20 岁以下女性少见,30 岁以上妇女约 20% 有子宫肌瘤。我国子宫肌瘤患病高峰年龄为 41~50 岁,占 54.9%。现今随着超声诊断的普及,31~40 岁子宫肌瘤患病率

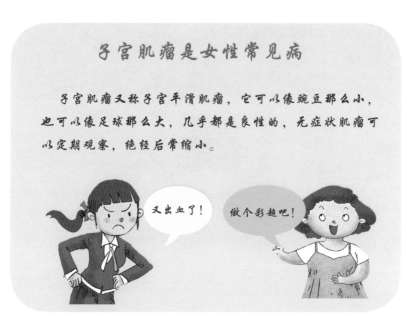

子宫肌瘤是女性常见病

　　子宫肌瘤又称子宫平滑肌瘤,它可以像豌豆那么小,也可以像足球那么大,几乎都是良性的,无症状肌瘤可以定期观察,绝经后常缩小。

又出血了!

做个彩超吧!

也甚高。子宫肉瘤占女性生殖道恶性肿瘤的 1%，占子宫恶性肿瘤的 3%~7%。

一、子宫肌瘤的病因是什么

子宫肌瘤发生的病因目前医学上尚不清楚，比较认可的学说是由于女性体内雌、孕激素水平的紊乱并升高导致子宫肌层细胞的增殖过度所致，子宫肌瘤是一个"激素依赖性疾病"。所以，追根究底，一切能引起女性体内雌、孕激素代谢失衡的因素均可能增加其发生子宫肌瘤的风险。其他的原因有家族性、遗传性、高龄、流产、初潮过早、高血压及肥胖等，易患妇科炎症的女性患有子宫肌瘤的概率大，压力及不良情绪、"多肉少菜"的饮食习惯、食用含激素的保健品、药品及食物、睡眠质量差等因素亦可导致子宫肌瘤的发生。同时，形成的子宫肌瘤还会分泌更多的雌激素，促进子宫肌瘤生长并个数越

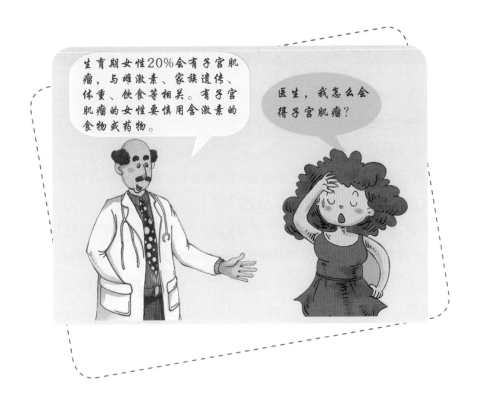

来越多,妊娠期雌、孕激素增加也会加快肌瘤的生长。

二、如何诊断子宫肌瘤

观察子宫形态变化的影像检查方法主要有超声和磁共振成像。超声检查是诊断子宫肌瘤首选且最常用的无创检查方法,可实时动态地观察肌瘤的位置、大小、血供情况等,费用较低廉,可重复多次检查,无射线。磁共振成像费用较高且不能动态观察子宫肌瘤的详细情况,不能在短时间内重复检查。子宫肌瘤恶变较少见,发生率为0.4%~0.8%,病理多为子宫平滑肌肉瘤。有以下几点时要警惕恶变:发病年龄较大,发生恶变的平均年龄为48岁;恶变多发生在较大的肌瘤中;肌瘤短期迅速长大,往往意味着恶变;绝经后妇女肌瘤继续增大;超声检查提示肌瘤存在变性,伴有血供极为丰富,也要警惕恶变。

三、哪种子宫肌瘤需要积极治疗

子宫肌瘤最初都是发生在子宫的肌壁上,随着肌瘤生长,它可以向外生长,也可以向子宫腔内生长。根据位置不同,分为肌壁间肌瘤、浆膜下肌瘤和黏膜下肌瘤。需要及时治疗的肌瘤包括:①黏膜下肌瘤:会压迫内膜,引起经量增多、经期延长、阴道流血等症状,进而导致贫血;②较大的肌壁间肌瘤或浆膜下肌瘤:可能会造成对周围脏器的压迫,使患者出现尿频、尿急、排尿/排便困难;③增长过快的肌瘤:一年内肌瘤直径增长了原有体积的一半或半年之内直径增长1厘米以上,可以认为是肌瘤增长过快;④浆膜下肌瘤蒂扭转、坏死,表现为突然出现的下腹剧烈疼痛,如果不及时手术治疗,扭转坏死的肌瘤会继发感染;⑤绝经后肌瘤不小反大,说明有血管供应肌瘤生长,

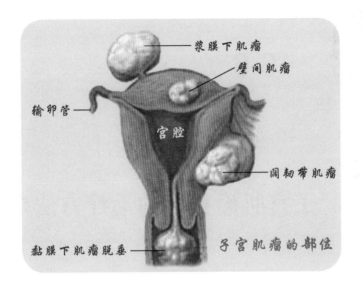

浆膜下肌瘤
壁间肌瘤
输卵管
宫腔
阔韧带肌瘤
黏膜下肌瘤脱垂
子宫肌瘤的部位

或者可能有恶变风险。

　　总之,女性雌激素过多会促进子宫肌瘤的发生。肌瘤属于良性肿瘤,大部分肌瘤不会恶变。对于未婚无性生活的女性,20岁后应每年进行一次的彩超检查,已婚或有性生活史的妇女每年一次的妇科检查是十分必要的。超声检查为首选的检查方法,一旦发现子宫肌瘤,应根据子宫肌瘤的症状、位置、大小、周围及内部血管分布情况、生长速度来判断是否需要治疗、如何治疗。

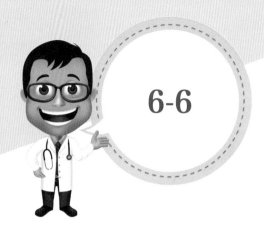

6-6

子宫肌瘤首选的治疗方法是什么

子宫肌瘤是生长在子宫上的结节,可以位于子宫肌层内、宫腔内或向浆膜外生长,也被称为平滑肌瘤。子宫肌瘤是女性的常见病,肌瘤较小并且生长在肌壁中常无症状,但肌瘤长大后会有月经异常;压迫膀胱时会出现尿频、尿急、排尿不畅的症状,甚至会发生尿潴留、肾积水;压迫直肠会引起排便困难、便后不适感;还可导致不育和流产,进而危害女性身体健康。

一、子宫肌瘤有哪些治疗方法

子宫肌瘤治疗主要有以下方法:①期待疗法:由于肌瘤是良性肿瘤,直径较小时无症状且手术治疗创伤大,医生通常建议患者定期复查,一旦长大,再决定手术治疗方式;②药物治疗:采用促性腺激素释放激素类似物及抗激素类药物等,降低体内雌激素水平至绝经状态,以缓解症状并抑制肌瘤生长使其萎缩;③手术治疗:手术可经腹、经阴道手术或宫腔镜及腹腔镜下微创手术。术式有子宫肌瘤切除术、全子宫切除术及子宫次全切除术;④高强度聚焦超声(HIFI):是在人体外,将高强度超声波经腹壁穿入体内,聚焦于肌瘤上,利用热效应达到治疗肌瘤的目的；⑤超声引导下射频消融术：在实时动态超声图像的准确监视下将射频治疗针放置到子宫肌瘤内，对针尖周围的肌瘤组织进行加热，使肌瘤组织坏死，以达到治疗的目的。其中①～③属于传统的治疗方法。

二、什么是超声引导下射频消融术

首先，我们先谈一下射频治疗的过程：治疗前医生会根据肌瘤的大小、位置、血供情况制定治疗方案。准备药品及用具后，患者通常采用舒适的截石位，外阴部消毒、麻醉宫颈，在实时动态超声图像的准确监视下，将选择的射频治疗针经女性的自然腔道——阴道进入子宫腔内，调整方向，精准地放置到子宫肌瘤内，开启连接治疗针的射频治疗仪，瘤体内治疗针的尖端会发热，温度在70摄氏度左右，使有血管生长的肌瘤组织由"生"变"熟"，病灶成为没有血管生长的坏死组织。治疗后一段时间坏死组织慢慢吸收或排出体外，因此，瘤体不再生长，达到与手术切除一样的目的。

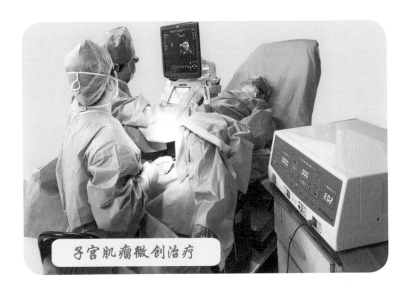

子宫肌瘤微创治疗

三、射频消融术的优势在哪

期待疗法就是随访观察法；药物治疗不能去除病灶，停药后肌瘤可回到原来大小，且药物具有干扰内分泌功能及激素水平的毒副作用，不能长期服用；手术治疗的缺点是创伤大、费用高、恢复慢、有麻醉意外风险、盆腔粘连及包裹积液等并发症发生率高；高强度聚焦超声本身治疗的仪器庞大，费用昂贵，并且需要多次治疗才有效，不适合各级医院推广应用。射频消融术有如下的特殊优势：①这种方法为经女性自然腔道的靶向治疗方法，仅消灭肌瘤病灶，不切除子宫，不破坏盆腔结构，不造成盆腔黏连；②最重要的是无射线危害；③局部治疗，局部麻醉，不存在麻醉意外；④操作简单、安全可靠、治疗时间短，可门诊治疗，痛苦少、反应轻，创伤小，费用也低廉，如果子宫再长肌瘤可以重复治疗。

总之，子宫肌瘤是一种良性肿瘤，但是，会越长越多、越长越大，而且长大了会出现一定的症状，并且肌瘤的存在会加重内分泌失调、激素分泌紊乱。传统的治疗方法创伤大、副作用大，女性不愿意接受。有了超声引导下微创治疗方法后，女性就再也不用等把肌瘤"养大了"再治疗了。因此，对子宫肌瘤也应积极治疗。如果肌瘤的大小、位置及其他条件具备，应首选超声引导下射频消融术。这种微创治疗的方法适合于直径小于／等于 3.0 厘米的肌瘤，个数不多于 3 个为好。如果不适合这种术式，可选择腹腔镜或开腹手术治疗。

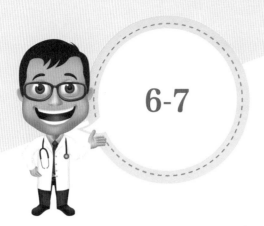

卵巢囊肿怎么治最好

卵巢囊肿是生长在卵巢上的囊性肿物,双侧卵巢均可发生,也可反复发生,是妇科常见的良性肿瘤,可发生于女性的任何年龄,以生育期、年轻女性多见,且发病率有逐年升高的趋势。从超声诊断意义上说,囊肿直径大于3.0厘米,连续观察3个月不消失即可以诊断为卵巢囊肿。卵巢囊肿大致分为生理性囊肿、黄体囊肿/血肿、单纯囊肿、子宫内膜异位囊肿、卵巢冠囊肿及黄素化囊肿六种。不同的卵巢囊肿病因不同,譬如:黄体血肿是卵巢排卵后局部出血所形成的包块;子宫内膜异位囊肿是子宫内膜异位到卵巢并周期性出血形成的包块;黄素化囊肿是病理妊娠或性激素水平异常的结果。

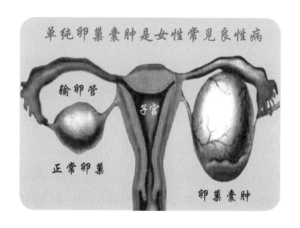

单纯卵巢囊肿是女性常见良性病

输卵管　子宫

正常卵巢　　　　卵巢囊肿

一、卵巢囊肿有危害吗

大多数卵巢囊肿在较小的时候多无症状,对人体危害不大,可是对于较大的囊肿,若不及时治疗,就可能会造成很多不良后果。譬如:所有囊肿都有发生扭转的可能,造成急性腹痛;黄体血肿可能会引起腹腔出血;子宫内膜异位囊肿可以压迫输卵管,导致不孕,影响生育,导致盆腔粘连,经期疼痛;妊娠期合并囊肿,可能压迫胎儿,引起流产、胎位异常,甚至难产。部分囊肿还可能影响卵巢功能,引起月经紊乱、早衰等症状,有些囊肿甚至会发生癌变。更大的危害是对女性心理上的伤害,肚子里有个"定时炸弹",让人每天都担心焦虑,是块"心病"呀!因此,女性需要定期做妇科体检,如果查出卵巢有囊肿,需要先确定囊肿的种类,判断其危害及预后,选择最佳的治疗方案进行积极治疗。

二、如何治疗卵巢囊肿

对于确诊为生理性囊肿(卵泡内液体增多所致,直径小于／等于3.0厘米的单纯囊肿)的患者,一般无需治疗,多会自行消失。如果观察三个月不消失,应诊断为病理性囊肿。明确了性质的其他种类的卵巢囊肿,目前有三种治疗手段,即传统开腹手术、腹腔镜术及超声微创介入术。传统的手术方法是开腹切除病灶或与病灶密切相关的周围组织,但该方法创伤大,术后恢复慢,易复发、易造成粘连等并发症。腹腔镜手术切口小,恢复快,但有可能影响卵巢血供,损伤卵巢功能,引起盆腔炎、盆腔粘连、不孕症的发生。更重要的是,这两种方法的治疗费用均较高,而且不可重复治疗,应该算是"小病大治"吧,同时,也浪费了很多不必要的医疗资源。目前,应用前景最好,

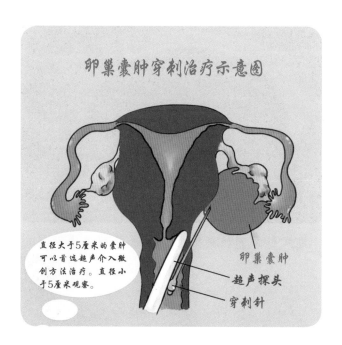

对老百姓最为方便实惠的治疗方法是超声引导下微创介入术。

三、什么是超声引导下介入术

　　超声引导下介入治疗卵巢囊肿是在超声引导下用一根细长的穿刺针,通过阴道或腹壁穿入囊肿内,抽吸干净卵巢囊肿内的囊液,再将硬化剂注入囊内。硬化剂的作用是硬化产生液体的囊壁,阻止囊壁上的细胞继续分泌囊液,以达到囊肿萎缩、消失的目的。此方法的优点是:①无创超声定位可清晰显示病灶,准确进入囊肿进行治疗,不损伤周围正常组织器官。②避免了传统开腹手术及腹腔镜手术引起的盆腔粘连,患者创伤小、痛苦少。③操作灵活简便、无全身麻醉意外的发生,只需局部麻醉,无需住院。④恢复快,复发率很低,一般可一次治愈。⑤费用低廉,仅是腹腔镜治疗费的 10%~20%。⑥卵巢囊肿经常反复发生,一旦复发仍可以选择此方法重复治疗。

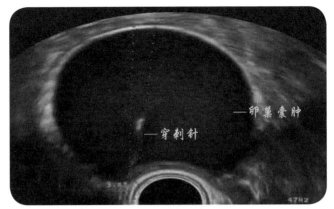

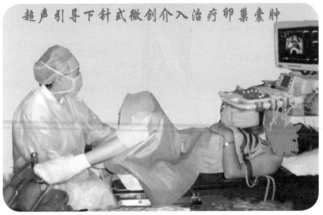

　　总之,超声检查是卵巢囊肿发现并随诊的首选的检查方法,女性一生当中任何一个生理期都可能发生此类疾病,定期妇科超声检查是必要的。如果发现妇科有病变,需要全面检查以确定病灶的性质和评估患者的全身状况,再根据医生的建议,进行干预治疗。治疗方式选择的原则:创伤最小、费用最少并且疗效最理想。目前,超声引导下介入术已成为当今各种卵巢囊肿治疗的首选方法。

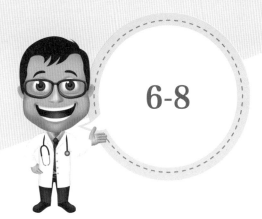

6-8

为什么怀疑卵巢肿瘤要"活检"

卵巢肿瘤是指发生在卵巢上的良性、恶性或交界性肿瘤,按形态分为囊性、实性和囊实性,病理上将卵巢肿瘤分为四类:上皮性肿瘤、生殖细胞肿瘤、性索 - 间质细胞肿瘤和转移性肿瘤。有些肿瘤与激素有关,会引起相应的临床症状,如有性索 - 间质肿瘤的患者会出现因雌激素过多导致的阴道流血的症状。有些肿瘤生长隐蔽、无声无息、无症状。一些肿瘤虽然病灶很小,但早期就会出现大量腹水;恶性程度高的肿物生长迅速,可引起腹部包块挤压相邻器官。

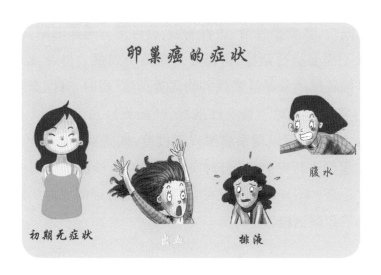

卵巢癌的症状

初期无症状　　出血　　排液　　腹水

一、卵巢肿瘤是如何被检出的

临床上检出卵巢肿瘤最常用的无创方法是经阴道超声。经阴道超声与腹部超声相比可以更清晰显示双侧卵巢情况,显示双侧卵巢形态及结构,一旦发现肿物可以判断肿物是囊性、实性或囊实性,测量大小,判断边界,有无包膜,对周围脏器的影响及有无腹水、转移等。但是,卵巢肿瘤种类有 300 多种,无创的超声检查方法有时难以明确肿瘤性质,影响临床对疾病的治疗效果。因此,为了提高治愈率,减少误诊、漏诊的发生,对肿物进行确诊是很重要的。事实上,卵巢肿瘤在早期难以与不同形态的正常卵巢相鉴别,也就是说,到底发生在卵巢上的改变是生理性的还是病理性的,是否为肿瘤,鉴别是极其困难的,常规超声乃至 CT 或 MIR 等影像学检查均不能确诊。

二、什么种类的卵巢肿瘤需要活检

卵巢肿瘤按形态可分为:囊性、实性及囊实性三类。囊性病灶通常为良性病灶,若囊壁光滑,边界清晰,囊性部分透声清晰,分隔薄而少的病灶不需要进行活检,但需要定期随访观察。但是,囊壁厚、有结节或分隔较厚的复杂性囊性肿物需要活检,同时,可以穿刺抽液作脱落细胞学检查。对于囊实性病灶,一般囊性占 70% 以上者肿物以良性为主,超声可以观察囊壁光滑程度,如果实性成分较多,需要对实性的组织进行穿刺活检;对实性组织的活检优于穿刺抽液的脱落细胞学检查。不能明确性质的实性病灶及可疑的恶性病灶更需要超声引导下穿刺活检。

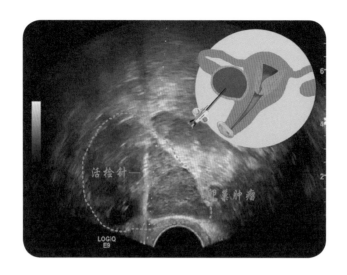

三、卵巢肿瘤活检有什么价值

卵巢肿瘤活检的过程通常是在实时动态超声监视下，采用细针经腹壁或阴道壁穿刺，取出肿瘤中的少许组织，进行病理检查，其目的一是明确是否为肿瘤；目的二是确定肿瘤的性质；目的三是判断预后。病理结果能够提供肿瘤的良、恶性，组织学分型及来源等信息。不同的卵巢肿瘤，临床治疗方案是不同的，譬如：确诊为良性畸胎瘤，就可以通过手术或腹腔镜等方式将肿瘤取出即可；若确诊为恶性畸胎瘤或卵巢癌，就要将子宫、双侧卵巢及盆腔淋巴结全部切除，术后还要根据组织学分型进行后续治疗。有些肿瘤可以采用化疗的方法，化疗就是用药物靶向治疗。靶向治疗就是仅仅用于杀死肿瘤细胞而不伤害人体正常细胞的治疗方法。

总之，常规阴式超声可以发现卵巢的微小结构异常，但是，难以明确异常区是生理改变还是病理改变，虽然可以定期随访观察病灶，通常是 3 个月复查超声，但是，如果病灶是恶性病变的早期，3 个月的时间足以让肿瘤快速生长,并发生转移,乃至威胁生命。因此,积极的诊疗方法是明确病灶的性质及来源,良性病变可以采用保守或手术方法治疗,手术的切除范围及创伤也是较小的;恶性病变就必须采用手术、放/化疗方法进行治疗。所以,超声引导下活检能让患者在治疗前确诊,拿到了病理上的"金标准",得到对疾病进行精准治疗的方案,可以避免不必要的创伤及治疗费用的发生,对延续生命具有至关重要的意义。

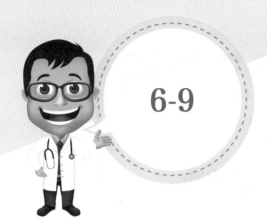

6-9

超声能找出所有的卵巢肿瘤吗

卵巢肿瘤是妇科疾病中常见的病变,从幼儿到老年都可发生,且发病率较高,种类繁多,病理类型复杂,各病种的治疗方案各不相同,卵巢恶性肿瘤还是妇科恶性肿瘤中死亡率最高的肿瘤。因此,早期发现并明确诊断对卵巢肿瘤的治疗具有关键意义。卵巢肿瘤初期没有明显症状,随着病情发展,可有下腹不适感、腹围增粗、腹痛、月经紊乱等,尤其恶性肿瘤,一旦发现已是晚期。超声用于检查妇科疾病已经是临床的首选检查方法,其中经阴道超声更是检出卵巢肿瘤的首选及必选检查手段。

一、卵巢肿瘤有多少种

卵巢肿瘤是指发生在卵巢上的肿瘤,是女性生殖器中最常见的肿瘤之一。卵巢虽小,但其组织复杂。卵巢是全身发生肿瘤类型最多的器官,有良性、交界性及恶性之分。①良性通常指生长缓慢、形态规则、包膜完整的肿瘤,不复发、不转移,卵巢良性肿瘤包括卵巢囊肿、大部分囊实性肿瘤及部分实性肿瘤,预后良好;②恶性肿瘤是以细胞分化异常、增殖异常、生长失去控制为特征的一类疾病,多发

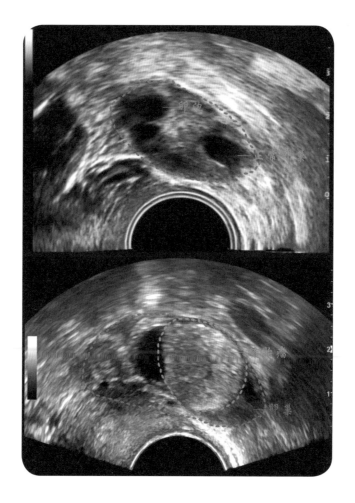

展迅速、浸润广泛、易复发、易转移,常危及生命;③交界性肿瘤是指组织形态及生物学行为介于良性与恶性之间,也称为中间性肿瘤。病理上卵巢肿瘤分为四类:上皮性肿瘤,最常见(占 50%~70%)、生殖细胞肿瘤(约占 25%)、性索间质肿瘤(约占 6%)、转移性肿瘤(占 1%~9%)。

二、阴式超声检查卵巢肿瘤的优势是什么

经阴道超声检查或称阴式超声,简称阴超,是腔内超声的一种

检查方式。相比于经常受肠管气体、憋尿的多少影响腹部超声检查，阴式超声特别适合检查盆腔脏器的微小变化。健康成年女性卵巢大小约为 4 厘米 ×3 厘米 ×1 厘米，在阴式超声检查时，其形态和内部结构清晰可见，如果卵巢内长了早期肿瘤，卵巢结构发生的微小变化，阴道超声都能够观察到肿瘤的大小、形态、位置、活动状态，可区分肿瘤是囊性、囊实性，还是实性，有无分隔及乳头，观察肿瘤供血情况，明确肿瘤与周围组织的关系、有无腹水等。此外，子宫内膜的微小病变也能清晰地显示。而腹部超声只能显示卵巢的轮廓及子宫内膜的轮廓，细小病变可能会漏诊。

三、超声检出卵巢肿瘤的本事有多大

超声检查卵巢肿瘤的能力，取决于病灶的大小、性质及病灶与周围组织的对比度。从超声形态上分卵巢肿瘤有三类：囊性、囊实性及实性。囊性病变由于其内的液体与周围组织能形成一个很明显的分界，就像一个"黑人"站在"白人群"中一样。因此，对于囊性的病灶，无论其大小如何，超声的检出率及确诊率均非常高。对于囊实性的病灶，因为有明显的囊腔及液体做标志，其检出率也是较高的。阴式超声不仅能够确定病变的内部结构，还可以依据病变的具体特征对这些肿瘤进行良、恶性的区分。然而，针对实性的肿瘤，尤其是微小的实性肿瘤，辨别其是否为肿瘤还是生理性变化是困难的，此时阴式超声仅能探查到异常但不能鉴别性质。因此，阴式超声可检测出绝大部分的卵巢上的囊性、囊实性及实性病变，并对大部分具有典型或特征性声像图特征的肿瘤进行定性诊断，但不能检查出全部卵巢肿瘤。

总之，阴式超声对卵巢肿瘤的检出率可达 90% 以上，是首选检查方法。根据绝大部分卵巢肿瘤早期均无任何症状的特点，女性应

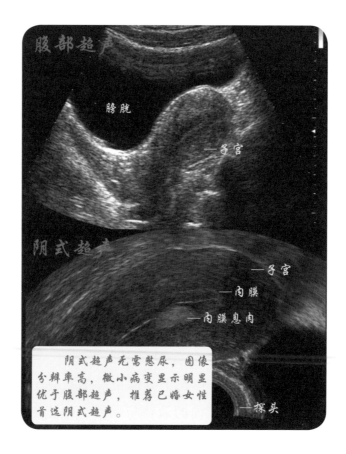

腹部超声

膀胱

子宫

阴式超声

子宫

内膜

内膜息肉

　　阴式超声无需憋尿，图像分辨率高，微小病变显示明显优于腹部超声，推荐已婚女性首选阴式超声。

探头

该定期做阴式超声体检，体检在检出早期肿瘤，保证生命健康上具有很大价值。如果出现月经不正常、阴道流液、流血、腹水、消瘦等症状，都需要首先排除卵巢肿瘤及子宫内膜肿瘤的可能。

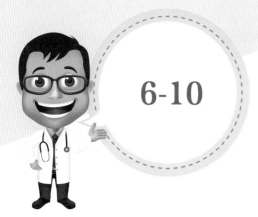

6-10

盆腔包裹积液用开刀吗

妇科的手术中,无论是开腹手术还是腔镜手术,术中都存在着牵拉、剥离等动作,加上女性患者自身存在盆腔炎及体质差等问题,女性盆腔内可能会悄无声息地出现渗出液。随着时间的推移,渗出液越来越多,周围的粘连带将其包裹,形成盆腔包裹积液。盆腔包裹积液是妇科术后的常见并发症,可以在几个月后发生,也可以在几年后发生,部分患者无症状,部分患者以妇科手术后不同程度地腹痛就诊。

一、盆腔包裹积液为什么要治疗

盆腔包裹积液又称盆腔腹膜囊肿,大多是由慢性盆腔炎、手术、腹腔镜检查等造成的盆腔积液或盆腔包裹积液,是临床头疼的疾病之一。因盆腔内纤维粘连条索的形成,使得正常情况下能通过循环吸收的少量腹腔液或排卵及卵泡生长造成的卵巢表面渗出液局部聚集。特点是范围较大、形态多样、边界及包膜不清晰。该囊腔无真性包膜,其囊壁是纤维条索组织,可以称为"假包膜"。目前,随着妇产科手术量的增加,由于手术术后创伤引起的医源性的常见并发

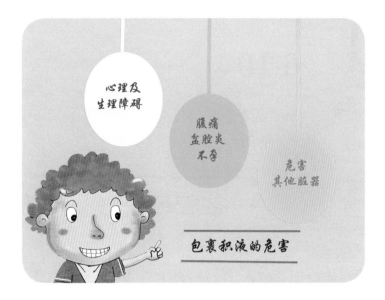

症——盆腔包裹积液发病率逐年升高。这类盆腔积液的患者大部分都有症状,如下腹痛(双侧或单侧)、下腹胀痛、下腹坠痛、腰骶部疼痛、腰酸、腰痛及小腹下坠等。盆腔包裹积液的危害有:心理及生理障碍;腹痛;盆腔炎;不孕;危害其他脏器等。

二、如何治疗盆腔包裹积液

大多数女性通常是在妇科手术后,复查时超声检查发现盆腔又出现新病灶了。有些患者选择了传统的手术治疗方法:开腹手术或腹腔镜。但治疗后很快就复发了,再次手术有可能加重炎症及粘连的程度;有些患者选择了保守的药物治疗方法,但针对盆腔包裹性积液这种血管不丰富的病灶,周围又有较厚的纤维囊壁,药物治疗的疗效甚微。目前,治疗效果最好的是超声引导下盆腔包裹积液硬化治疗术,医生通过超声引导将穿刺针精准地置入盆腔包裹积液内,将其抽吸干净,然后用硬化剂冲洗囊腔、硬化囊壁,最后再保留少量硬化

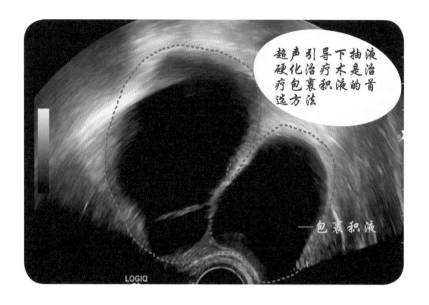

超声引导下抽液硬化治疗术是治疗包裹积液的首选方法

——包裹积液

剂。超声引导下盆腔包裹积液硬化治疗术经过了多年的实践与研发和对药物选择及疗效的观察,已成为当今盆腔包裹积液治疗的首选治疗方法。

三、超声引导下盆腔包裹积液硬化治疗术有哪些优点

超声引导下盆腔包裹积液硬化治疗术的整个过程平均不到20分钟,该方法是局部靶向治疗,费用低廉,术后无明显并发症,无需住院,门诊即可治疗,疗效确切,无毒副作用及后遗症。治愈率与盆腔感染源有关系,比如,盆腔结核治疗的疗效不理想,细菌性的治愈率高。最重要的是不需要开刀,对患者无创伤。抽出的囊腔内液体可以进行相关的实验室检查,判断有无肿瘤细胞的存在及是否存在细菌感染,以便指导临床后续用药。如果包裹积液的囊腔较大时,可以进行二次强化治疗,最终达到治愈的目的。

总之,盆腔包裹积液是妇科术后的常见并发症,如果手术是因

为盆腔恶性病变术后形成的包裹积液，一定要在超声引导下盆腔包裹积液硬化治疗前除外肿瘤复发的可能性才能治疗。如果是良性病变术后导致的包裹积液，就要及时治疗。如治疗不及时会合并感染，导致脓肿或结核的发生。超声检查是术前、术中、术后的"眼睛"，女性妇科手术术后定期复查阴式超声可以尽早发现盆腔病变。

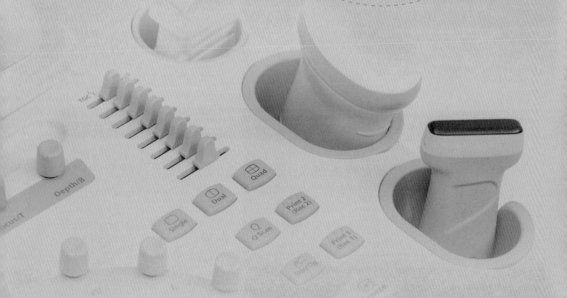

07

产科篇

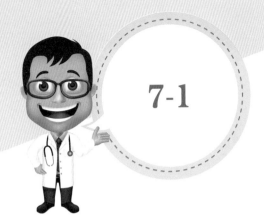

7-1

如何怀个健康宝宝

正常情况下,男性精子进入女性阴道后开始奋力向前游动,穿过宫颈、宫腔一直游到输卵管与卵子相遇,它们彼此结合形成受精卵。受精卵会顺着输卵管进入了宫腔,在宫腔生根发芽。如果到了生育年龄,孕妈妈想要个宝宝,必须要具备几个前提条件:一是有优质的种子"来源地"——规律的排卵和分泌激素的卵巢;二是有运输种子的"通道"——输卵管要通畅;三是要有适合宝宝生长的"房子"——发育良好的子宫。

一、如何检查"种子"是否优质

卵巢功能对于女性来说,不亚于男性的"命根子",卵巢功能是女性内在魅力的体现,担负着分泌激素的内分泌功能和排卵功能。卵泡的质量受卵巢影响,卵巢功能正常,自然卵泡发育良好。卵巢会定期为女性提供雌激素和孕激素,孕育卵泡并正常排卵。雌激素和孕激素会促进女性的乳房发育及子宫内膜增长。超声能够检查卵巢的大小、形态,并监测卵泡的生长发育过程及排卵情况。超声也能查出由于激素紊乱而引起的卵巢不排卵、卵泡不成熟或其他疾病。如

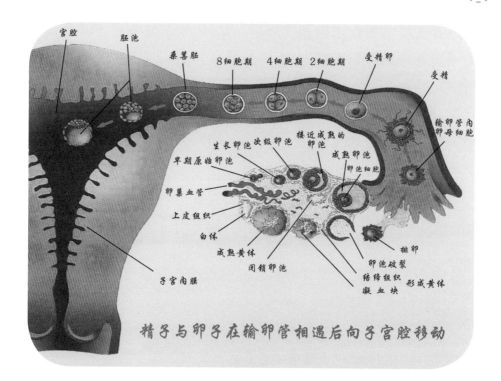

精子与卵子在输卵管相遇后向子宫腔移动

果,在夫妻正常生活未避孕的情况下,结婚一年仍未怀孕,称为不孕症。原发不孕症的主要原因是卵巢的问题。所以,孕育宝宝之前要主动到医院进行阴式超声检查。必要时应该根据医嘱定期通过三维阴式超声观察卵泡的发育及排卵状况。

二、超声检查如何判断"管道"是否通畅

输卵管内表面有纤毛,可将输卵管内的物质向宫腔方向运送,正常情况下,受精卵会被输卵管运送到子宫腔,在宫腔生根发芽。但如果输卵管有慢性炎症或受精卵自身的能力问题,受精卵没有被运送到子宫腔内,就在输卵管"扎根"了,它的最大风险就是随着胚胎的生长发育,会让输卵管"局部膨大"至破裂、大出血。超声不仅能及时发现输卵管妊娠的位置、大小、性质,是否破裂,还能利用

超声介入技术治疗未破型宫外孕。此外,引起继发性不孕症的首要原因就是输卵管阻塞,全面评价输卵管通畅度并确定梗阻部位是解决继发不孕症的关键。首选的检查方法就是四维输卵管超声造影,检查前无需特殊准备,操作简单、无需麻醉、无创伤、费用低,造影剂不用做试敏实验,已经成为评估输卵管通畅性的重要检查手段。

三、"房子"质量对宝宝有影响吗

要想孕育健康的宝宝要有发育良好的子宫及厚度适宜的子宫

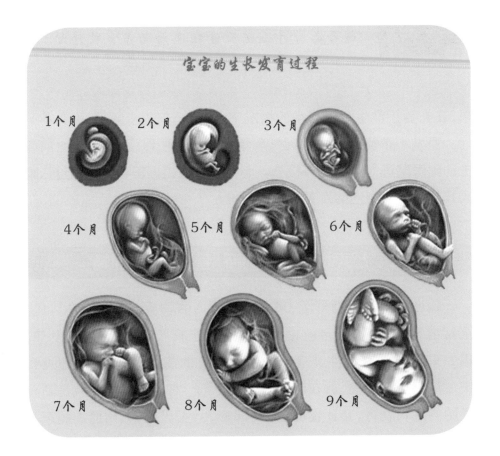

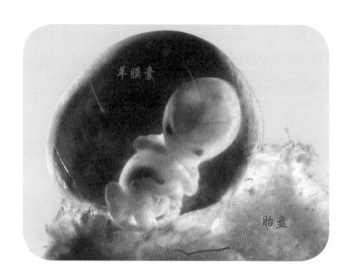

内膜(受精卵扎根的土地)。未孕时子宫重量仅50克,足月妊娠时子宫重量可达1000克左右。子宫肌纤维之间有丰富的弹力纤维,使妊娠子宫变软而富有弹性,女性的子宫主要由平滑肌组成,妊娠后在大脑皮质控制及内分泌激素等调节下,子宫肌纤维增生、肥大。妊娠后半期,则主要是子宫肌纤维本身的伸展、加长、变宽;子宫血管增粗,血运丰富;胎盘绒毛伸入子宫蜕膜的血窦中,从而保证胎儿能自母体中吸取营养物质,并将其代谢废物排出。正常备孕时,子宫内膜的厚度必须大于0.8厘米,受精卵才能够正常着床而减少发生流产的风险。如果,子宫内膜较薄,受精卵难以着床,供应胚胎生长发育的血管会发生发育不良的情况,因此,就会增大流产的几率。所以,子宫是否发育良好,包括子宫大小、内膜的厚度、是否有先天性畸形、是否有肌瘤和瘢痕都会影响妊娠的质量。因此,孕前进行超声检查很重要。尤其是有过剖宫产史的女性,整个孕期都需要超声检查来监测前次剖宫产瘢痕的厚薄程度,预测风险。

总之,要宝宝之前要主动到医院进行超声检查,尤其是前次有流产史或正常备孕一年未怀孕,检查子宫和卵巢是否有先天发育畸形或疾病。必要时应根据医嘱定期通过三维阴式超声观察卵泡的发育及排卵状况,进行超声引导下输卵管造影检查和治疗。妊娠后要遵医嘱定期进行超声检查。

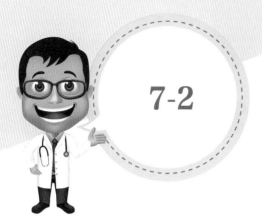

7-2

发现怀孕后为什么必须做超声

生一个健康的宝宝是每一个家庭的愿望,如何帮助妈妈生健康的宝宝是医生的职责。很多孕早期的准妈妈月经延迟几天时,自测试纸检出阳性证明怀孕了,高兴之余感觉万事大吉了,开启"养胎"模式。在医学中,怀孕的 12 周之前属于早孕阶段,此阶段是胚胎所有器官发育成型的时期,是胎儿生长的最关键时期,此时到医院进行第一次产检是必要的。也有一些不了解超声的老人们,怕超声有辐射,也不让准妈妈们在早孕期做超声。

一、第一次超声什么时候做好

阴式超声最早在孕 4~5 周可探测到宫腔内的妊娠囊,而胚芽和原始心管搏动在孕 6~7 周才会出现。所以,产科医生会建议准妈妈在月经期推迟后的第 10 天左右做第一次孕早期超声检查。如果刚刚停经就到医院做超声,胚胎尚未着床于子宫,不能确诊是宫内孕还是宫外孕,医生和准妈妈们都会担心发生宫外孕,必须要在近期内再做第二次超声检查,这样不仅增加了经济负担,而且会给孕妇和医生造成不必要的心理压力。第一次超声做对了时间,可以帮肋我们了解胚胎的着床位置是否正常，推测胚胎发育状况，排除宫外孕、盆腔病变或子宫异常。

二、为什么早孕超声是必要的

早孕检查既不需要过早检查，更不能过晚检查。在有些地区的传统风俗上说怀孕前 3 个月不公开，待胚胎发育稳定后才可以公开，这恰恰说明早孕期间是胚胎最容易出现问题的时期。根据医学数据分析，在受孕成功后，有的受精卵无法最后诞生为可爱的婴儿，而是经历生化妊娠、流产、胎停、胎死等各种情形，其中大部分是染色体的问题，也就在自然进程中淘汰掉了，这些妊娠问题 80% 都发生在妊娠早期。第一次早孕超声检查可以帮助准妈妈判断胚胎发育情况，产科医生会根据孕周，结合人绒毛膜促性腺激素（血 HCG）结果判断胚胎是否按照生长规律发育，一旦血 HCG 值与孕周不　致，就要首先考虑是否胚胎早期发育异常，如果胎心率为 85 次 / 分钟以下

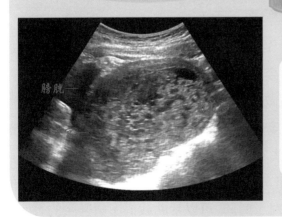

建议女性朋友在月经推迟后的 10 天左右做超声检查

膀胱

超声检查内容：
1. 判断是否怀孕
2. 宫内孕还是宫外孕
3. 胚胎发育是否正常

要考虑流产风险。除了孕卵停育,超声还可以发现滋养细胞病等异常妊娠。如果确定胚胎发育异常的话,应立即处理,不建议盲目保胎,以免耽误人工流产的时机,增加感染和继发不孕的风险。所以,及时的超声检查是早孕检查非常重要的环节。

三、早孕可以做阴式超声吗

在中国,早孕期常用的超声方式是腹部超声,因为腹部超声简便,百姓易于接受。然而,在国外和经济发达地区,阴式超声是早孕期首选的、最常用的超声检查方式。首先,阴式超声的优势在于图像更清晰,特别是对于腹部脂肪厚的孕妇,阴道超声比腹部超声早一周发现宫内孕囊中的卵黄囊及胚芽;其次,阴式超声不需要憋尿,可减轻憋尿的痛苦,相对节省时间。亦适用于有少量阴道流血的准妈妈,阴式超声使用消毒后的一次性探头套检查,配合医生轻柔的手法,不

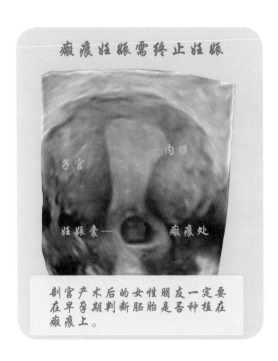

瘢痕妊娠需终止妊娠

子宫　　　　　内膜

妊娠囊　　　瘢痕处

剖宫产术后的女性朋友一定要在早孕期判断胚胎是否种植在瘢痕上。

会有任何痛苦。尤其是怀疑宫外孕时必须要做阴式超声检查,因为,未破裂的宫外孕包块一般都比较小,经腹超声很难发现,必须要在破裂大出血前把它找出来。另外,随着二胎时代的来临,第一胎为剖宫产的孕妇会发生剖宫产瘢痕妊娠,一些女性还容易发生宫角妊娠,这些情况都需要尽早发现。所以,早孕时选择阴式超声检查是明智的。

总之,孕期第一次超声检查非常重要,一定记住检查时机:育龄期女性停经2周左右就要做第一次超声检查,是要看是不是宫内孕。排除宫外孕、孕卵发育异常、流产及子宫和附件异常的各种病理情况,最好用阴式超声。如果一切都正常,才正式进入了妊娠阶段,遵照医嘱定期进行正常的孕期检查就好。

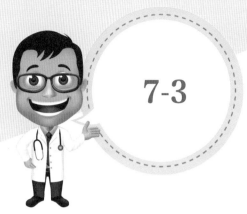

7-3

整个孕期至少要做几次超声

人类孕育生命的时间是 280 天左右，按每 7 天为一周，总计约 40 周，就是人们常说的"十月怀胎"了。预产期的计算方法就是末次月经的月份加 9 或减 3，日期加 7，就是预产期，譬如：末次月经是 2019 年 12 月 8 日，则预产期为 2020 年 9 月 15 日。这种情况适合于月经正常的受孕女性，有些女性不清楚末次月经时间，计算预产期就会有很大误差。超声检查将伴随宝宝从成形到出生，超声检

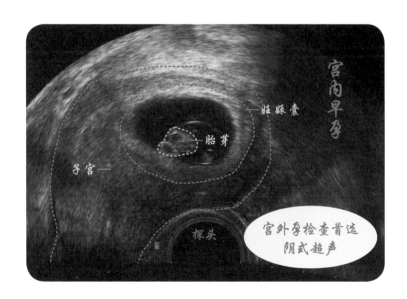

宫内早孕

妊娠囊
胎芽
子宫
探头

宫外孕检查首选阴式超声

查可以清晰地监测孩子的整个发育过程,是产科医生和准妈妈了解和关爱宝宝的"眼睛"。

一、为什么孕早期至少要做两次超声

孕早期是指妊娠 12 周之前,建议在月经期推迟后 2 周左右做第 1 次孕早期超声检查,最好做阴式超声。超声是确诊宫内妊娠的"金指标",目的是了解胚胎的着床位置是否正常,推测胚胎发育状况,排除宫外孕及盆腔肿块或子宫异常等情况,确定宝宝存活并正常发育,宝宝的"摇篮"也适合其生长。第 2 次要在孕 11 周至 13 周 +6 天进行 NT 超声检查,专业术语叫胎儿颈后透明层厚度(NT)检查,这次检查的目的有两个:一是检查胎儿发育情况,可以早期诊断染色体疾病和发现多种原因造成的胎儿异常;二是 NT 厚度的测量(正常时,NT 厚度小于等于 3.0 毫米),这项检查是筛查"唐氏儿"的一种常规无创方法,其准确率达 87%,是宝宝的第一次畸形筛查。

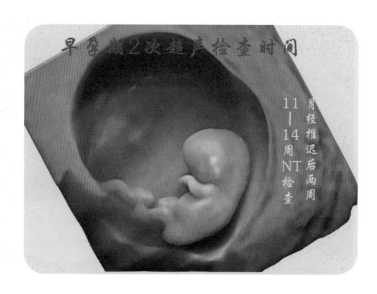

二、孕中期两次超声筛查重要吗

孕中期是指妊娠 13 周至 35 周＋6 天之间的妊娠时期。第 3 次超声检查是孕 20~24 周的胎儿系统筛查,此时期是胎儿是否有全身结构性畸形检查的最佳时期。虽然,受超声技术局限性的影响,不能检查出胎儿所有的畸形,但是,这次检查是检出影响胎儿生命和生活质量的重大畸形的一次关键检查,是优生优育的最有效的保障。第 4 次超声检查在孕 30~32 周超声补漏筛查,虽然,这个时期检查内容大部分与孕 20~24 周的胎儿系统筛查内容相似,但是,对肢体短缩、脑积水、肾积水、胃肠道闭锁等孕晚期出现的畸形检出效果更好,如果发现异常情况,还需要加做超声筛查来观察病变的发展变化情况。

三、孕晚期检查的目的是什么

第 5 次常规超声检查在孕 37~39 周行孕晚期常规超声,方便产科医生了解胎儿及其附属物的情况。譬如:胎儿头围及双顶径、腹围及股骨长等发育指标,判断胎儿的发育情况及预估体重;胎盘成熟度可以间接判断胎儿是否可能存在营养问题;羊水量是否正常决定着胎儿生长环境是否安全;胎儿脐带血供是否正常,尤其是胎儿脐动脉内的 S/D(脐动脉收缩期血流速度／脐动脉舒张期血流速度)比值的监测,决定着胎儿是否存在宫内乏氧,正常情况下,S/D 比值小于 3.0;检查是否有脐带绕颈,绕颈圈数,判断胎位及胎方位;测量前次剖宫产史的子宫瘢痕处肌层的厚度等等。这些检查结果都需要提示给产科医生,以确保生产时产科医生采取助产方案之用。如果是双胞胎、高血压、糖尿病的准妈妈还需要增加检查次数确保胎儿安

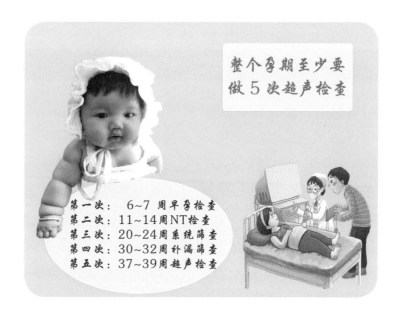

整个孕期至少要做 5 次超声检查

第一次：　　6~7 周早孕检查
第二次：11~14周NT检查
第三次：20~24周系统筛查
第四次：30~32周补漏筛查
第五次：37~39周超声检查

全,最后生产时,如果羊水早破或胎心监护异常、胎位异常还需要随时进行超声检查。

　　总之,整个孕期至少要做 5 次超声检查,有基础疾病,譬如:糖尿病、高血压、肾病、心脏病等疾病的准妈妈及超声检查发现异常时要根据医嘱加做超声检查。超声检查安全、无辐射、实时方便,是孕期检查重要的检查手段之一。

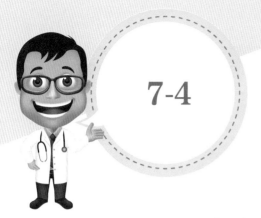

7-4

如何看宝宝"傻不傻"

老百姓常说的"傻"孩子通常是指以"唐氏综合征"为代表的染色体异常疾病,又称先天愚型。"唐氏儿"的主要特征为低智商,并伴有特殊面容。它是现阶段我国最常见的染色体异常疾病。每年约有 26 600 个先天愚型患儿出生。目前,我国有 60 万以上的先天愚型患者,每对夫妻都有生育染色体疾病患儿的风险,其发生具有偶然性和随机性。但是,患儿的发病率随孕妇年龄的增高而升高,其发病率与年龄密切相关,年龄 40 岁以上的孕妇,先天愚型发病率达 1/100,建议高龄产妇一定要做颈后透明层厚度(NT)检查。

一、超声筛查"傻"孩子看什么

NT 是指胎儿颈部透明层的厚度,正常胎儿淋巴系统建立之前,少量淋巴液会聚集在颈部淋巴管内,医生称为胎儿颈部透明层。当淋巴系统回流障碍时,过多的淋巴液聚集在颈部,使皮肤与其下方结缔组织之间半透明组织增厚,有时淋巴管扩张形成颈部水肿或颈部水囊瘤。遗传、解剖结构异常、感染等原因都可以导致 NT 增厚,医

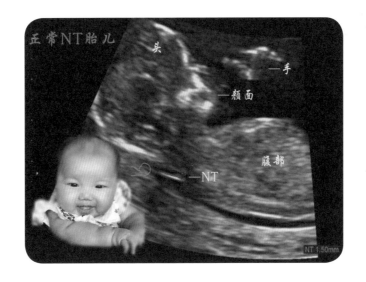

学文献已证实 NT 越厚,染色体异常的概率就越高。这种胎儿出生后就可能因智力低下而成为"傻"孩子。

二、什么时机进行 NT 检查

因为早孕的定义是妊娠 12 周之前,NT 筛查是孕早期的第二次重要的超声检查,这次检查的目的有两个,一是观察胎儿的生长发育情况,二是测量 NT 厚度。测量 NT 厚度对检查时间要求严格,11 周以前,胎儿太小,观察及测量均困难,14 周以后胎儿淋巴系统发育完善,聚集的淋巴液迅速引流到颈内血管中,胎儿曾经增厚的颈部透明层通常会消退变薄,NT 的测量就没有意义了。所以,需要在孕 11 周至 13 周 +6 天之间进行 NT 值检测。过了这个最佳时机,就不要进行 NT 值检测了。

三、用 NT 值判断胎儿傻不傻准确吗

目前,临床采用的 NT 值标准以 3 毫米为界限,正常胎儿的 NT 值小于 / 等于 3 毫米。研究表明,以 NT 值大于 3 毫米为标准诊断胎儿"傻不傻"误诊的概率为 95.6%,也就是说 95% 以上的异常儿都能够被找到。据统计,单纯 NT 超声检查可筛查出 87% 的先天愚型儿,也就是说 100 个先天愚型儿中我们能发现 87 个,有 13 个可能漏诊。因此,用 NT 值的方法筛查"傻孩子"的准确率不是 100%。而且,即使 NT 值正常,也不能说明孩子没有问题;NT 值越大,颈部透明层越厚,胎儿患病的可能性越高。

总之,这种方法简便易行,而且无创,适合全国各级医院开展应用。近年来,无创 DNA 产前检测技术的问世,能够提高检测胎儿染色体的准确率。但是,现阶段尚未普及到全国,而且费用昂贵,暂时

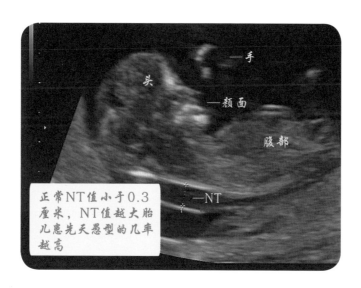

正常NT值小于0.3厘米,NT值越大胎儿患先天愚型的几率越高

无法作为常规检查。无创 DNA 结合 NT 检查可以有效地提高先天愚型的检出率,降低误诊率。截至目前,医学上对此病既无有效预防手段,也无有效治疗方法,只能通过产前筛查和诊断尽可能及早发现,以终止妊娠来防止患儿出生。所以,当超声筛查发现宝宝 NT 增厚了,建议准妈妈们一定要做无创 DNA 检测或做羊水穿刺进一步确诊。

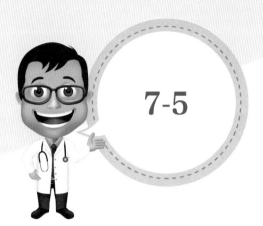

7-5

三维、四维超声是"大排畸"吗

中国的人口出生质量不容乐观,2012 年 9 月原卫生部发布的《中国出生缺陷防治报告(2012)》指出,中国是出生缺陷高发国家。平均每 30 秒就有一个出生缺陷儿诞生。出生缺陷是指婴儿出生前发生的身体结构、功能或代谢异常。中国每年新增出生缺陷约 90 万例,包括约 22 万例先天性心脏病、10 万例神经管畸形,5 万例唇腭裂及 3 万例先天愚型。约占每年出生人口总数的 5.6%,新生儿死亡中 30%~50% 源于出生缺陷,严重地影响了中国出生人口的质量。国家每年用于先天愚型的治疗费超过 20 亿元,先天性心脏病的治疗费高达 120 亿元。超声"大排畸"检查是中国预防出生人口缺陷三级预防措施中最重要的一项预防措施,是了解胎儿生长发育状况的必要检查。

一、什么是胎儿"大排畸"筛查

"大排畸"筛查一共要做两次,第一次是在妊娠 20~24 周,医学上称为"胎儿系统筛查"。孕中期的这项检查时间上是有严格限定的,这是做"大排畸"筛查的最佳时机,这次检查是五次超声检查中意义最大的一次,是优生优育最有效的保障。这次超声检查除了看胎儿生长发育及胎盘和羊水等一般情况以外,还要对胎儿从头到脚的各个器官内部结构进行详细的检查,目的是了解胎儿是否存在结构缺陷。因为,此时期胎儿发育近于完成,此时期羊水量是整个妊娠期最多的时期,胎儿活动有一定的空间,超声成像对比度好,最清晰,图像易于观察胎儿的结构,第二次"大排畸"是在孕 30~32 周进行的,称为"超声补漏筛查"。虽然,这个时期检查内容与第一次"大排畸"内容相似,但是在胎儿发育的 10 个月中,不同时期、不同脏器发生畸形的时间不同。譬如:肢体短缩、脑积水、肾积水、胃肠道闭锁等畸形都属于晚发畸形,可能在第一次"大排畸"时,因没有明显的异常而不被发现,这次"补漏"也能避免一些"晚期畸形"胎儿的出生。

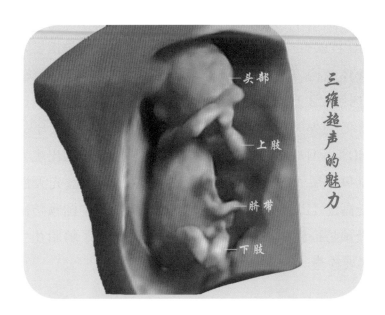

头部

上肢

脐带

下肢

三维超声的魅力

二、三维、四维是不是"大排畸"

有些医院对三维、四维超声的过度宣传,导致一些准妈妈误以为四维超声检查就是胎儿系统筛查。事实上,三维／四维超声是指超声仪器具有的功能,是利用超声仪器将平面的二维图像合成为三维／四维图像,可以更直观地显示病变的技术。因此,仪器的各种成像功能不等于一种检查项目,也就是说做了三维／四维超声不等于"大排畸"检查。超声医生必须熟悉胎儿正常形态结构和畸形的声像图特点,按超声筛查流程操作,并运用扫查技巧和诊断联想,才能敏锐、准确地发现胎儿畸形,而不是做了三维／四维超声就能查出胎儿畸形。

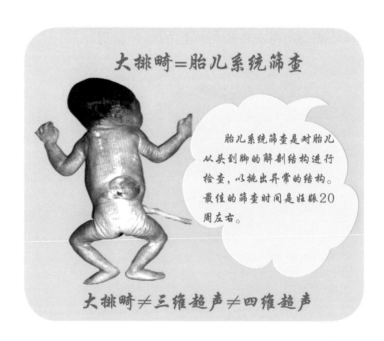

大排畸＝胎儿系统筛查

胎儿系统筛查是对胎儿从头到脚的解剖结构进行检查,以挑出异常的结构。最佳的筛查时间是妊娠20周左右。

大排畸≠三维超声≠四维超声

三、"大排畸"能检出所有的胎儿畸形吗

"大排畸"的目的是将患有严重畸形的胎儿挑出来,目前,产前超声检查指南要求各级医生必须筛查出六大畸形:无脑儿、脑膨出、严重脊柱裂、严重腹壁裂合并内脏外翻、单心腔、致死性软骨发育不全。这几种畸形是生后很难存活或医治困难的,建议终止妊娠。然而,

胎儿畸形有上千种,畸形的严重程度从小房间隔缺损(1毫米)到大的肢体残缺。在一般常规超声筛查中,对一个训练有素的超声检查医师来讲,能够发现70%以上的常见胎儿畸形。但是,微小畸形是很难检出的,如手掌脚掌及指趾畸形、隐形脊柱裂及小的先心病等。听力、视力、智力及代谢等问题是无法筛查出的。

总之,"大排畸"是对胎儿全身各个组织结构进行全面的检查,有时会利用三维/四维超声技术使图像更清晰,不要误认为所有的胎儿畸形超声都能"超"出来。孕妇一定要按照规定的时间,在妊娠22周左右和妊娠32周左右进行规范的超声检查。

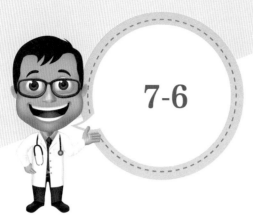

"大排畸"为什么要签知情同意书

胎儿系统筛查是应用超声对特定时期的胎儿进行全面的检查，包括：20~24周系统超声筛查，主要是对胎儿生长发育的生物物理评价及胎儿各脏器畸形的筛查；30~32周的"补漏"筛查，主要检查迟发的胎儿中枢神经系统、泌尿系统及胃肠道系统疾病。但是，超声检查准确率不是100%，可能存在漏诊及误诊的风险。《医疗机构管理条例》第33条规定："医疗机构施行手术、特殊检查或者特殊治疗时，必须征得患者同意，并应当取得其家属或者本人同意并签字；无法取得患者意见时，应当取得其家属或者关系人同意并签字。"

一、什么是知情同意

知情同意，即患者有权利了解自己的病情，并可以对医务人员所采取的防治措施决定是否接受。知情同意权要求医务人员在为患者做出特殊检查和治疗前，必须向患者提供特殊检查和治疗方面的真实的、充分的信息，使患者或患者家属经过深思熟虑，自主地做出选择，并以相应的方式表达其接受或拒绝此种特殊检查或诊疗的意

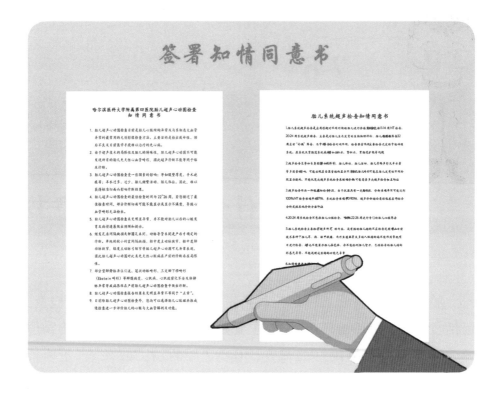

愿和承诺。在得到患者明确承诺后，才可最终确定和实施拟定的检查和诊治方案。签署知情同意书是国家法律法规的要求，国务院颁布实施的《执业医生法》第26条规定："医生进行实验性临床医疗，应当经医院批准并征得患者本人或者其家属同意。人的生命健康权是受法律严格保护的，个人身体所蕴含的生命和健康，只有自己有处置权，其他任何人无权处置。"

二、超声筛查胎儿为什么要签署知情同意书

产前超声筛查作为特殊的医疗检查，包含着对胎儿身体状况的

产前评估,涉及孕妇的知情权、胎儿的健康权、出生权等,必须在检查前让孕妇知道产前超声筛查的适应证和检查内容,并让孕妇了解超声检查的局限性。有一些孕妇受到不良医院或网络对于产前超声筛查的过度或虚假宣传的影响,认为产前超声筛查能够检查出所有的胎儿畸形,而事实上超声并不是万能的,也不是所有的胎儿畸形都能检查出来。有些特殊器官,譬如:胎儿的耳朵,甲状腺等在产前超声筛查时是无法评估的,各种胎儿畸形的超声检出率也不都是100%,个别畸形的检出率仅有1%左右,而且胎儿的听力、智力、视力、语言功能及代谢状况等方面是否存在问题,超声也是无法检测的。所以,需要让孕妇及家属在超声筛查前了解这些情况,并在检查前签署知情同意书。知情同意书签名也是孕妇及其家属对检查内容知情权和胎儿健康权的一种表现。

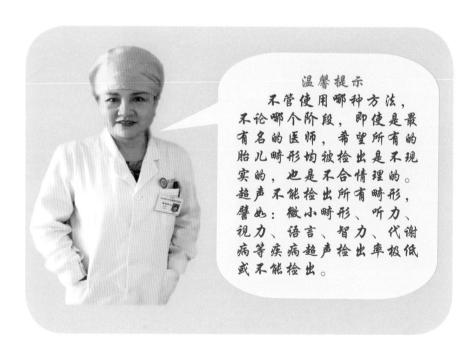

温馨提示

不管使用哪种方法,不论哪个阶段,即使是最有名的医师,希望所有的胎儿畸形均被检出是不现实的,也是不合情理的。超声不能检出所有畸形,譬如:微小畸形、听力、视力、语言、智力、代谢病等疾病超声检出率极低或不能检出。

总之,产前超声筛查需要签署知情同意书,是国家法律法规的体现,具有一定的法律效力,一旦签署双方必须按内容执行。知情同意书的另一个重大意义在于对孕妇和孕妇家属进行检查前医学知识的宣教,能够使孕妇对于自己将要做的检查和检查内容有基本的了解,并了解超声检查的局限性。

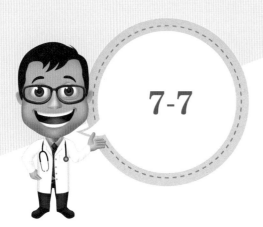

7-7

您知道宫外孕的微创治疗方法吗

　　与子宫相连的输卵管是子宫的两个"手臂",从近端向远端分为四个部分:输卵管间质部、峡部、壶腹部及伞端,其中,峡部最狭窄,内径只有1.0毫米,壶腹部内径较宽,输卵管的长短及走行个体差异较大。伞端是"拾卵的手",正常情况下,精子与卵子在输卵管壶腹部相遇,结合形成受精卵。经过两周的增殖过程,受精卵变成了"桑椹胚"的模样,被输送到子宫腔内。但是,如果受精卵在规

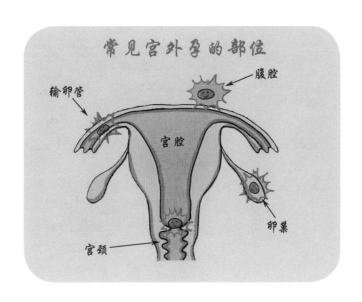

定时间内没有到达子宫腔,而是停留在输卵管内,其最大风险就是随着胚胎的生长发育,胚胎会让输卵管"局部膨大"至破裂、大出血。一般来说,妊娠 7 周左右就危险了。如果子宫因为前次剖宫产切口处愈后不良,会在切口处形成"小间隙",称为剖宫产瘢痕,受精卵着床到此处就会形成剖宫产后瘢痕妊娠,是宫外孕的另一种方式。

一、宫外孕有什么危害

宫外孕就像是怀揣在母体内的一颗不定时炸弹,胚胎没有种植在宫腔内,就没有厚厚的子宫肌层及内膜为其提供"水土营养"。而为了让胎儿生长发育,供应胎儿生长所需营养和血液的胎盘就像寻找水源的树根一样伸展,会越长越多,越长越牢,慢慢地穿透输卵管或穿透有瘢痕的子宫壁。如果没及时发现,及时终止妊娠,就会发生破裂,引发大出血、输卵管破裂及子宫穿孔甚至威胁生命。特别提醒一下,瘢痕妊娠如果采用直接刮宫的处理方式可能会引发大出血。

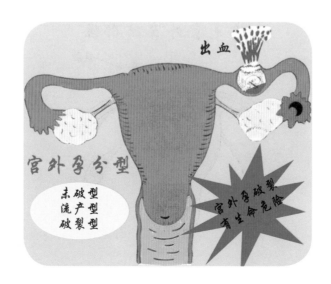

二、宫外孕的治疗方法有哪些

传统治疗方法有全身用药杀胚、腹腔镜手术切除病灶，严重者甚至需要切除子宫。全身多次重复用药是保守治疗的常用方法，适合于未破型宫外孕。但是，有住院时间长、毒副作用大、疗效不确定等缺点。手术治疗往往需要切掉一侧输卵管，再次妊娠的概率就会大大降低，存在费用高、副作用大等问题。由于有子宫大出血的风险，瘢痕妊娠的患者不可以直接刮宫清除胚胎，刮宫前如果选择子宫动脉栓塞术，子宫的供血受影响，会降低或失去自然生育能力，具有费用高、创伤大、栓塞失败的风险。因此，宫外孕的传统治疗方法存在着"小病大治"或"疗效不理想"等问题。多年来，妇科医生和超声科医生共同致力于介入微创治疗技术的研究，无损精准爆破拆除手段——超声引导下多重药物包埋法杀胚技术现已成熟地应用于临床。

三、超声下微创方法好吗

超声引导下微创治疗未破型宫外孕应该是首选的方法。在实时动态、无射线的超声监视下，将一根细针经女性自然腔道——阴道送入异位的妊娠囊内，抽吸妊娠囊内液，再将不同的药物逐次注入妊娠囊内、外的相应部位。此方法可有效地杀死胚胎，加快孕激素和人绒毛膜促性腺激素（血 HCG）的下降速度，达到了精准、靶向、局部治疗的目的。该技术主要的优势在于局部用药杀死胚胎的同时，将药物的毒副作用降低到最低，避免了有创的开腹及腹腔镜手术，有效地防止了输卵管及子宫破裂出血，不仅可提高保守治疗成功率，也可提高输卵管再通率，为女性做母亲提供了更大的机会。

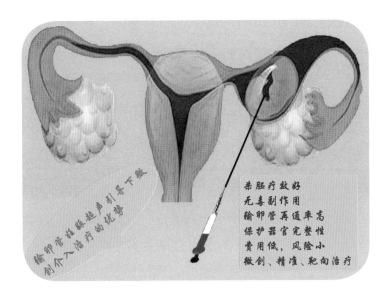

总之，对于准妈妈们，当"大姨妈"推迟了 10 天没来，就要及时做阴式超声检查了。早孕期做精准的、高分辨力的阴式超声检查是识别宫外孕的最佳时期。早期发现、早期治疗，以防宫外孕破裂大出血。宫外孕的治疗方法很多，选择能最大程度保护女性生殖器官的完整性及生育功能，提高再次受孕率，而且创伤小、恢复快、个体化的治疗方法是重要的。

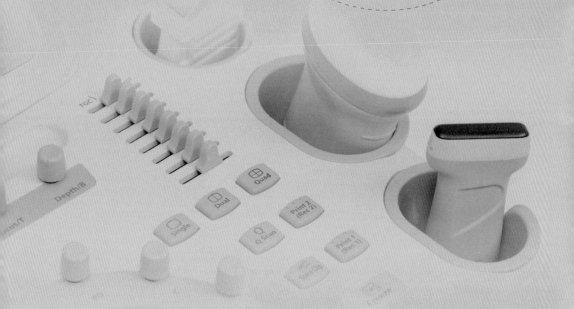

08

心血管篇

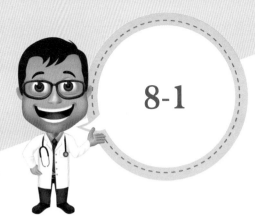

心脏为什么是人体的"发动机"

人体的躯干被膈肌一分为二,上半部分是胸腔,下半部分是腹腔。胸腔里的左侧和右侧各有一个肺脏,夹在左右两个肺脏中间不停跳动的是心脏,心脏像个"水蜜桃"。然而,心脏不是位于人体的正中间,它的 2/3 位于左侧胸腔,1/3 位于右侧胸腔。心脏是人类身体中重要的器官之一,是血液循环的起始点,号称"发动

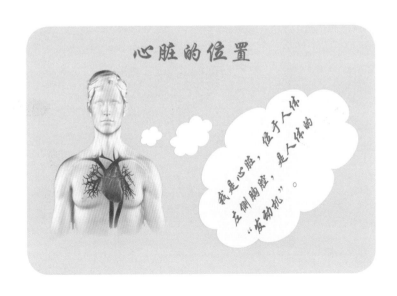

心脏的位置

我是心脏,位于人体左侧胸腔,是人体的"发动机"。

机"。心脏的主要功能是为血液流动提供动力,将血液运行到全身各个部分,包括"手指尖"。人类心脏的体积大约相当于自身一个拳头大小,重量约 250 克。女性的心脏通常要比男性的体积小且重量轻。

一、心脏有什么结构

心脏的形状好似一个倒置的"桃子"。"桃子"的尖部朝向左前下方,与胸前壁邻近;"桃子"的底部朝向右后上方,有大血管从此处进出。心脏又好比是一个四居室的大房子,构成心脏壁的心肌细胞是搭建这所房子的"砖"。左侧的两个房间分别称为左心房和左心室,连接左侧两个房间的"两扇门"是二尖瓣;右侧的两个房间分别称为右心房和右心室,连接右侧两个房间的"三扇门"是三尖瓣。左心房和右心房之间的"墙"称为房间隔,左心室和右心室之间的"墙"称为室间隔。除了"四居室",心脏的头端长着四条大血管,其中上、

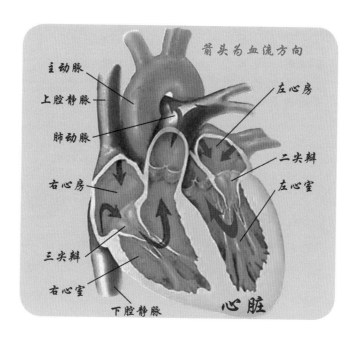

下腔静脉连接右心房,肺动脉连接右心室,主动脉连接左心室。心脏通过这四条通道连接人体的躯干、脏器及四肢,形成一个封闭的循环,血液在其内按照固定的方向循环流动,人体的存活离不开这些血管中的血液。

二、心脏有哪些功能

心脏通过有规律的跳动将血液泵到全身后再回收到心脏,这个规律的跳动是"一收一扩",每分钟跳动的次数叫心率,正常人的心率是 60~100 次 / 分。人体通过呼吸将氧气储存在肺脏,肺脏又将氧气输送给静脉血,就好像去加油站给血液加点"油",通过 4 条肺

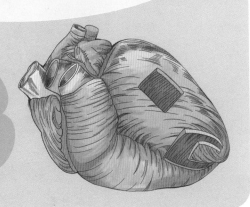

心脏的结构及功能

心脏如人体手拳大小,头顶长着多条大血管。心肉有四个腔,上边两个是心房,下边两个是心室,分别叫左心房、右心房、左心室、右心室。心脏就像一个泵,永不停歇的把含氧血液通过动脉输送到全身,再由静脉把低氧血液回收到心脏。

心跳停止了,生命就终止了,爱护好心脏需要养成良好的生活习惯。

静脉将加过"油"的血液输送到心脏的左心房。当心脏收缩时,富含氧气的血液由左心房进入到左心室再从主动脉喷出到全身的大小血管。如果将人体的血管比作一棵大树,主动脉就像是这棵大树的树干,将血液输送到每一个细小的树枝,也就是人体四肢的末端,为它们提供富含氧气的血液,所有组织的细胞都需要氧气来生存。当人体的细胞摄取完输送来的氧气,补充完能量后,静脉系统将这些含氧低的血液通过上、下腔静脉回送到右心房,经右心室进入到肺动脉,经肺部再次给血液加氧后,开始第二次的血液循环,周而复始,永不停歇。在这个循环过程中,血液必须按照一定的方向流动,就像交通线路图一样,心脏各个瓣膜的功能是控制血液的流动方向,防止心脏在收缩和舒张时出现血液反流,也就是防止血液"逆行"。

三、"发动机"停了怎么办

如果发生心肌梗死、休克等情况,心脏这台发动机会罢工,称为心脏骤停。心脏骤停一旦发生,4 分钟后就会造成人体脑和其他重要器官组织的永久损害,所以,这 4 分钟也被称为"黄金 4 分钟"。因此,心脏骤停后必须在现场立即进行抢救,这个过程叫心肺复苏术。首先,发现有人晕倒后要我们要拍他肩膀并呼叫他,如果没有反应而且从口鼻探查不到呼吸,就应当立即呼救,拨打 120 的同时迅速开始心肺复苏。心肺复苏的要点为:第一步为在两乳连线的中间位置进行按压,按压 30 次,按压频率为 100~120 次 / 分,按压要用力,深度至少为 5 厘米;第二步将患者下巴抬起并将头部后仰,去除口中异物,捏住鼻子,进行口对口人工呼吸 2 次,每次吹气超过 1 秒,而后放开患者口鼻,如此反复直到专业的医疗急救人员到达。

总之,我们的心脏是人体最重要的器官,身体所有功能都需要心脏泵血来维持。心脏对人体的重要性不言而喻,如果心脏出现了问题可不是小事情,需要细心呵护这个掌握"生死大权"的器官。平时要保持良好的作息规律,熬夜或过度疲劳都会给心脏增加负担。多吃清淡的饮食,食物中过多的油脂会沉积在心脏的血管壁,造成动脉硬化。最重要的是,如果您觉得心难受,千万不要不当回事,一定要及时就医。

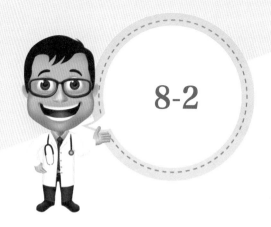

如何让心脏长寿

心血管系统由心脏和血管组成,血管是由大、中、小动脉和大、中、小静脉及连接两者的毛细血管网组成。它们构成封闭的循环管道系统,小动脉、小静脉及毛细血管网分布在全身各部位的器官和组织间隙中。在大脑神经的支配下,血液在这一管道内循环往复地流动,将氧、营养物质、激素等运送到组织,又将组织器官产生的代谢废物运走,保证机体新陈代谢的需要,维持生命活动。心脏能担当此大

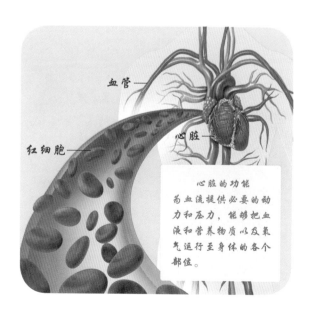

血管

红细胞

心脏

心脏的功能
为血流提供必要的动力和压力,能够把血液和营养物质以及氧气运行至身体的各个部位。

任,必定有非凡的本领,让我们来全面认识它、爱护它,让它更长寿。

一、心脏神奇在哪里

心脏是一块"不普通"的肌肉,它含有"发电"细胞、"传电"细胞和"跳舞"细胞,因此,心脏是一个会"发电"、会"传电"、会"跳舞"及会"唱歌"的器官。心脏的窦房结含有"发电"细胞,其是心脏跳动的"指挥部""发电厂",它决定心跳的频率和节律,因此,我们的心律叫"窦性心律"。房室结、结间束及蒲肯野式纤维含有"传电"细胞,可以将有节律的电信号传遍心脏各处的普通心肌细胞,使心肌细胞有节律地、同步地跳动。如果"发电"细胞出现问题,或者"传电"细胞"越位"发电了,就会出现心律失常,也就是心跳没有规律了。心电图是检测心脏是否心律失常的常用方法。心脏会跳"两步舞":一步是收缩,一步是舒张。收缩动作使心脏将血液泵到全身各处,舒张动作使回心的血液收纳回心脏,这两步舞蹈有效地推动血液循环,

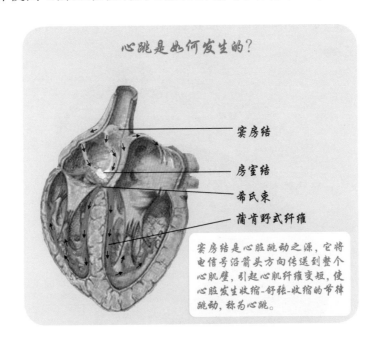

心跳是如何发生的?

窦房结

房室结

希氏束

蒲肯野式纤维

窦房结是心脏跳动之源,它将电信号沿箭头方向传送到整个心肌壁,引起心肌纤维变短,使心脏发生收缩-舒张-收缩的节律跳动,称为心跳。

到达身体内的所有组织和器官,包括离心脏较远的大脑和脚趾。心脏为全身组织器官送去营养物质及氧气,带走代谢废物及二氧化碳,保障机体新陈代谢的需要。心脏跳动时,心腔内流动的血液冲击心脏,发出悦耳的声音,医生通过听诊器或超声机可以听到来自心脏的"歌声",歌名叫"扑通扑通",歌词仅有四个字"扑通扑通",周而复始,有时铿锵有力,有时婉转舒缓,一刻不停息。

二、心脏靠什么活着

人一天 24 小时可以做不同的活动,消耗不同的能量,安静状态下消耗的能量少,运动状态下消耗的能量多。心脏根据人体的不同需要,通过改变心率和心脏收缩的力度来调节向全身器官输送的营养物质及氧气量。然而,心脏的跳动也需要营养物质和氧气,这根给心脏输送氧气和营养物质的血管称为冠状动脉,它是心脏赖以生存的生命通道。冠状动脉起源于主动脉根部,分为左冠状动脉及右冠

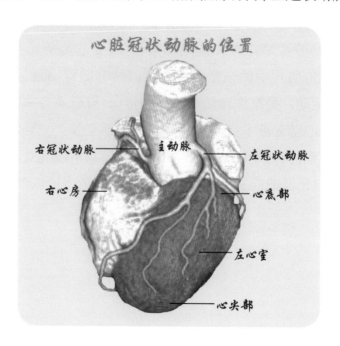

心脏冠状动脉的位置

右冠状动脉　主动脉　左冠状动脉

右心房

心底部

左心室

心尖部

状动脉,环绕在心脏表面。冠脉存在很多细小分支及侧支,像"凤爪"一样抓着心脏。冠脉内的血流量很大,占心脏总排血量的 5%,以保证心脏有力地、昼夜不停歇地跳动。高血压、高血脂、高血糖、肥胖、高龄、吸烟及体力活动减少等都是冠状动脉粥样硬化发生的长期危险因素,可以造成冠状动脉的管腔慢慢地变窄或阻塞;情绪激动、压力大、熬夜等短期的危险因素也可以造成冠状动脉突然痉挛变窄或阻塞,导致心脏猝死的发生。

三、如何爱护心脏

生命不息,心跳不止,心脏长寿,人才能长寿。心血管疾病的预防包括一级预防和二级预防。一级预防是预防心脏病的发生,就冠心病来说,减少危险因素,合理膳食,平和心态,远离烟酒、高盐、高糖、高脂的食物,适当运动,每周五次、每次半小时的运动会使心脏更有活力。二级预防是针对冠心病患者,通过相应的干预治疗,降低心肌梗死、心力衰竭、心源性猝死的发生风险,提高患者生活质量。

总之,心脏健康是身体健康的第一步,要想心脏正常工作必须去除容易让心脏得病的一些危险因素,譬如:肥胖、高血压、高血脂、熬夜、剧烈运动。要掌握预防心脏病的常识,自己学会并帮助身边的亲人也学会心肺复苏术,抢救生命,一刻都不能等。一旦发现心难受及时卧床休息,同时观察病情是否加重,如症状不缓解立即到医院就医,不可以自己乱吃药。身体状态好的时候要适当锻炼身体。

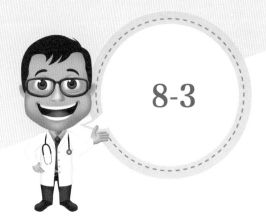

8-3

心脏容易得哪些疾病

怀孕前三个月是胎儿心脏发育的关键时间段。大约在妊娠第 8 周,心脏就发育成型了。在受精后的 18~19 天,两条原始心管形成,逐渐靠拢形成一根心管,随即心脏间隔发育,出现心房、心室。直至 4 周末,心脏的形态从最初的两根心管螺旋盘成球状,之后发育出主动脉及肺动脉。在这个过程中一旦心脏发育出现失误,就会导致先心病(先天性心脏病)的发生。轻的心脏畸形,胎儿会存活下来;严重的心脏畸形,胎儿可能会在早孕期被自然淘汰。人出生后,也要面临各种环境中危险因素的侵害和自身遗传因素的作用,引发心脏病,譬如:供应心脏的血管出问题称为冠心病(冠状动脉硬化性心脏病);心脏的"发电细胞"和"传电细胞"异常,称为心律失常;心瓣膜受损称为瓣膜病;心肌细胞受累称为心肌病;肺部疾病导致的心脏病,称为肺心病(肺源性心脏病)。

一、先天性心脏病是怎么得的

先天性心脏病多见的病因有两种:一是遗传、基因出了问题,譬如:家族中有心脏遗传疾病的病史,容易生出有先心病的小宝贝。人体生长发育是由遗传基因控制的,胎儿时期心脏没有按照基因的计划生长就会发生先心病,譬如:长错了或某些部位没长好,所以先心病的患病人群以儿童为主。常见轻症包括小的室间隔缺损、房间隔缺损或动脉导管未闭,严重的心脏畸形有肺动脉闭锁、永存动脉干、单心室、左心发育不良、大动脉转位等。二是环境因素的影响,怀孕的头三个月是妊娠早期,是心脏发育的重要时期。如果孕妈妈在怀孕早期有以下危险因素存在:患了感冒、病毒感染、服用了有致畸作用的药物、饮酒、接受放射性辐射等,就有可能导致胎儿心脏发生畸形。

二、什么是后天性心脏病

后天性心脏病是相对先心病而言的,由丁存在病原体(病毒、支原体、细菌和真菌等)、高血压、高血脂等各种有害因素,人出生后心脏也会面临很多疾病的困扰,常见的包括冠心病、肺心病、风心

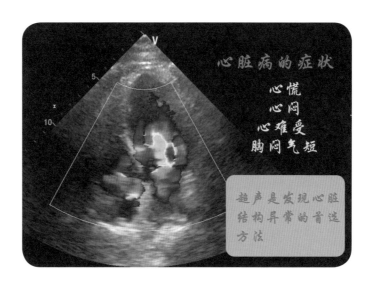

病（风湿性心脏病）、感染性心内膜炎、心律失常、心肌病等。①发病率排在首位的是冠心病。电视上经常能看到患者捂住胸口、心绞痛发作的情形就是冠心病，也就是说供应心脏氧气及营养的通道出现了问题，导致运输中断、心脏罢工；②肺心病是心脏的邻居——肺脏慢性病变逐渐累及心脏引起，肺脏发生病变，造成肺动脉高压，加重心脏负担，引起右心衰竭；③风心病及感染性心内膜炎，是由某些细菌间接或直接引起，最后侵袭心瓣膜造成心脏病，心瓣膜是心脏内的门，大门坏了，血流的量及方向发生改变，引起心脏病；④心律失常，这类疾病主要是心脏的"发电"细胞、"传电"细胞病变，引起心脏节律病变，患者发作时感觉心乱跳、上不来气，甚至会晕厥；⑤心肌病，构成心脏的心肌出现病变，导致心脏不能工作的一组心脏病。

三、如何发现心脏疾病

首先，为避免先心病的发生，要保证优生优育。孕妈妈怀孕早期（怀孕头三个月）要避免感冒并注意服药的安全性；在怀孕中期（妊娠 22~28 周）可以到医院进行胎儿心脏超声筛查；宝贝出生后，可按照医生建议进行二次心脏超声检查，以早日发现先心病。对于后天性心脏病而言，有症状的人要到医院检查。如果怀疑心肌缺血，建议做冠状动脉的螺旋 CT 或血管造影检查；怀疑心律失常，建议做心电图、24 小时动态心电图检查，甚至做电生理检查；对于肺心病、风心病、感染性心内膜炎及心肌病，医生要结合病史、心脏超声检查、肺 CT，必要时结合心肌核磁共振等相关检查，来做诊断及治疗。

发现心脏病的武器

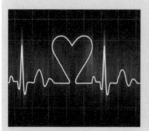

心电图

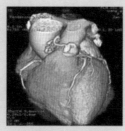

冠脉螺旋CT

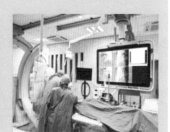

冠脉造影术

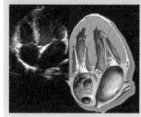

心脏超声

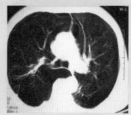

肺CT

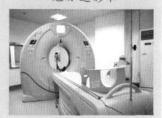

MRI

心肺复苏抢救步骤

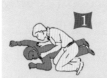

判断意识

呼救（120）

摆体位（仰卧位）

胸外按压30次

开放气道
（仰头举颏法）

人工吹气2次
（儿童1次）

重复"456"步

抢救效果判断：

有无自主呼吸
动脉有无波动
瞳孔对光反射存在
皮肤颜色转为红润
上肢收缩压大于60mmHg

总之,同其他器官一样,心脏由于一些不利因素的侵犯也会患各种疾病,严重者甚至危及生命。养成良好的生活方式,定期体检是必要的。记住一些与心脏病相关的症状,能够早期发现心脏病,譬如:心悸、气短、胸闷等。尤其是年龄较大的大爷、大妈,避免晨起游泳,夜晚休息时要有家属陪伴,身边的人要学会心脏急救的方法,避免心源性猝死的发生。

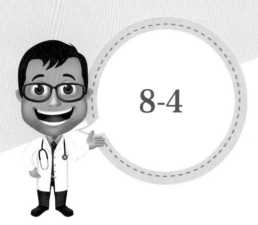

8-4

怀疑心脏"有病"做什么检查

心脏疾病可分为功能性疾病和器质性疾病。功能性心脏病在临床上也被称为心脏神经官能症，这种病属于生理性的，它的临床各项检查结果均未见异常，但确有胸闷、之力、胸痛、心慌等症状。器质性心脏病就是心脏本身存在"真正的"病变，譬如：心脏变大、瓣膜损坏、心脏"墙"上有漏洞，这些都称之为器质性心脏病，常见的疾病有冠心病、扩张型心肌病、先天性心脏病、风湿性心脏病。

一、心电图的功能是什么

心电图检查又包括静息心电图、运动负荷心电图和动态心电图。静息心电图这项检查在患者发生症状时检出率比较高，如果错过发作期，可能会显示为正常心电图。它主要用于检出早搏、房颤、室上速等各种心律失常，以判断心肌缺血及缺血血管的情况。它的缺点是在疾病不发作时可能无法捕捉到信号，如有些冠心病患者，在无胸痛发作时，心电图可表现正常，因此会漏掉一些疾病。针对静息心电图检查正常，而又有临床症状的患者，可以采用运动负荷心电图检查。它通过监测运动中的心电图变化来达到诊断疾病的目的。但此项检查受限于不能活动的患者。动态心电图又称 Holter,与普通心电图相比,动态心电图是用来观察患者在 24 小时内心脏跳动变化的情况,可以说是普通心电图的"强化升级版",患者可以带着仪器做适当的活动观察运动中心脏的变化。它提高了心律失常及一过性心肌缺血的检出率,也可以用于对起搏器功能和对抗心律失常药物效果的评价,它的不足是对日常生活的一些活动有限制。

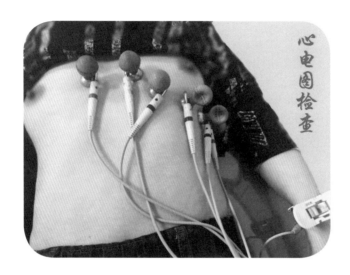

二、抽血化验可以检查心脏病吗

抽血化验属于生化检查范畴,可以检查与心脏病相关的血清心肌损伤标志物、炎性标志物及 B 型利钠肽(BNP)3 个指标。这 3 个标志物对心肌损伤、炎症反应和心功能不全有很好的诊断价值。血清心肌损伤标志物包括肌钙蛋白、心肌酶、血肌红蛋白等。其中,肌钙蛋白最有意义,其优势在于指标升高早、持续升高时间长,当肌钙蛋白大于 1.0 微克每升时就有临床意义,能反映心肌损伤及其严重程度,可以用于心肌损伤的筛查与诊断。炎性标志物包括 C 反应蛋白、白介素、肿瘤坏死因子等,标志物增高可反映体内粥样硬化病灶的炎性活动增强。其在预测急性心肌梗死、心绞痛中有较大价值。BNP 是一种由 32 个氨基酸组成的多肽,当心功能不全、心室壁受到过度牵张时,BNP 分泌增加。因此,其用于心力衰竭的辅助诊断。

三、心脏超声有什么价值

心脏彩超就相当于彩超医师的"透视眼",不需要开胸,用一个 2 厘米左右的探头放在患者左前胸的肋间,就可以看到心脏的大小、内部结构及运动等情况,属于无创检查方法。心脏结构及功能的改变,譬如:心脏扩大、心脏收缩无力、心脏的"闸门"关得不严等,均依赖于心脏超声的检查结果,这种病变一般不随症状的缓解而改善,可以随时进行心脏超声检查。主要用于对各种先心病、心脏瓣膜病的诊断,也可用于各种心肌病、心包疾病的诊断及心脏收缩和舒张功能的评估等。不足之处在于当遇到部分严重肺气肿、胸廓畸形、肥胖等患者时可能影响图像质量。

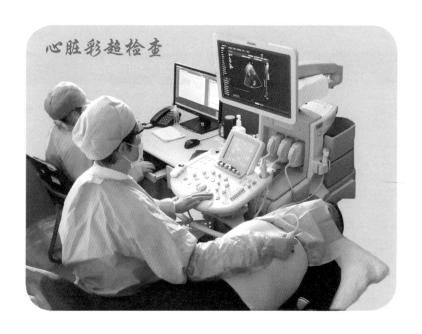

心脏彩超检查

四、CT 在心脏检查中有什么作用

CT 检查包括两种方法，一种是常规 CT 检查，无需"打药"，另一种是需要"打药"后观察心脏的方法，称为 CTA（CT 血管造影）。主要用于心包疾病、心脏肿瘤、肺动脉栓塞、主动脉夹层及冠状动脉疾病的诊断。可以看到心包疾病的位置、大小、范围，初步判断疾病性质，观察心脏肿瘤位置、大小、侵及深度，肺动脉栓塞的程度及具体位置，主动脉夹层内膜撕裂的位置。尤其是在给心脏供血的 3 条冠状动脉的检查上具有优势。但它是一项有辐射检查，造影剂不能耐受者无法做此项检查，而且，图像后期需要用计算机进行处理，存在假阳性和假阴性。

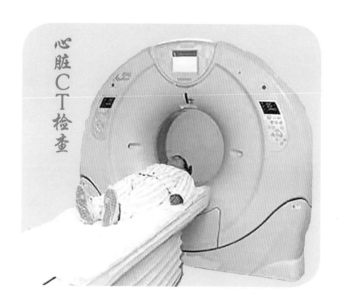

心脏 CT 检查

总之，心电图、血化验、心脏彩超、CT 这四项检查是心脏的常用方法，它们各有优势与不足，不能相互替代。如果把心脏看成是一座房子，心电图是看房子的电路通不通，血化验间接代表了房子内空气变化,心脏彩超是看房子结构是否有问题,CT 主要检查水管堵不堵和管子里的生锈程度。所以,心脏不舒服应该根据医生的建议做相应检查。

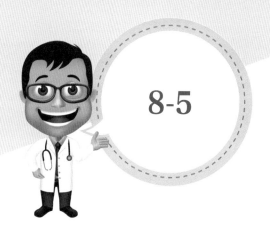

8-5

做了心电图为什么还要做超声

心脏是人体最重要的器官,它属于空腔脏器。心腔内充满了血液,心脏的壁由普通心肌细胞和特殊心肌细胞所组成,其中普通心肌细胞约占 70%,特殊心肌细胞约占 30%。普通心肌细胞是指细胞在受到刺激时会发生收缩,刺激消失后又发生舒张的细胞。这样的一次收缩和舒张结合起来,便组合成了心脏的一次跳动。而特殊心肌细胞是指能够产生兴奋信号并传导给普通心肌细胞,对其进行刺激,使之收缩和舒张的细胞。

一、心电图会发现心脏的哪些异常

当特殊心肌细胞有规律地发射信号时,普通心肌细胞接受刺激,心脏会有规律地跳动,在心电图上表现为一系列的形态规则的曲线,其中较小的 P 波代表心房的跳动,较大的 QRS 波及 T 波代表心室的跳动。在每一次跳动中,心脏收缩时向全身输送血液,心脏舒张时回收全身血液,保证在这个"环路"中每个器官都能得到血液供应。正常状态下,心率为 60~100 次 / 分。当心脏发生疾病时,这些原本规律的曲线就会出现异常的形态,提示患者的心脏出现了问题。然而,需要注意的是,心电图只能反映做心电图检查那一时刻的心脏状态。心律发生异常不是时时刻刻都存在的,可以偶然发生,也可以连续发生,如果做心电图检查时疾病没有发作,心电图则显示正常,会发生漏诊现象。为了避免这一情况的发生,可以进行 24 小时动态心电图检查,又称为 Holter,通过佩戴在身上的设备监测 24 小时人体活动的各种状态下受检者心电图的变化,以捕捉心脏发生异常的"证据"。

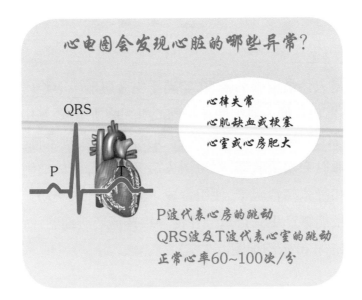

心电图会发现心脏的哪些异常?

心律失常
心肌缺血或梗塞
心室或心房肥大

P波代表心房的跳动
QRS波及T波代表心室的跳动
正常心率60~100次/分

二、哪些疾病心电图正常而心脏超声会异常

心脏超声是用于观察心脏解剖结构及其内部血流快慢的检查手段,可以从多个角度观察心脏的心房、心室、瓣膜及房室间隔。正常时,无论男女,心房的直径均小于 38 毫米;而女性心室的直径小于 50 毫米,男性心室的直径小于 55 毫米;女性室间隔的厚度小于 11 毫米,男性室间隔的厚度小于 12 毫米。心脏超声能够检查先天性心脏病,譬如:房间隔缺损、室间隔缺损、动脉导管未闭、法洛四联

症等。后天性心脏病也能够通过心脏超声检查出来,譬如:高血压性心脏病、冠心病、心力衰竭等。这些疾病通常让构成心脏壁的"砖"的形态发生了变化,但特殊心肌细胞产生的信号仍是正常的,所以,心电图看到的仍是形态规则的曲线。两种方法从不同角度来全面检查心脏的结构与功能,两者结合会提供心脏的全面信息。

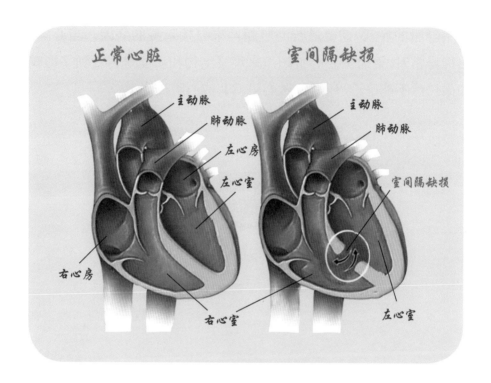

三、心电图能查出心脏大血管疾病吗

上、下腔静脉、肺动脉及主动脉是四个连接心脏及全身脏器的重要管道,心脏超声不但能够观察心脏结构,还能够发现这些管道是否出现了问题。主动脉疾病中最常见的是动脉粥样硬化斑块、主动脉狭窄、主动脉瘤及主动脉夹层。最常见的肺动脉疾病是肺动脉高压及肺动脉栓塞,上、下腔静脉疾病中常见的是血栓。然而,心电图记录的是特殊心肌细胞产生的"信号轨迹",无法观察四个大血管壁"砖"的异常。所以,诊断心脏大血管疾病是心电图的"盲区"。

　　总之,心电图观察的是心脏跳动有没有规律,信号传导是否异常,心肌细胞的收缩和舒张有没有问题。心脏超声观察的是:①心脏腔室结构;②收缩、舒张功能;③大血管的结构。所以,当您觉得心脏难受来医院检查时,先要进行心电图检查。如果心电图正常无法解释不舒服的症状,需要进行心脏超声来寻找隐藏的病因。当心电图出现异常时,更加需要心脏超声来观察结构和功能是否受到了影响。如果仍然不能确诊,还需加做心脏 CT 或心脏造影。

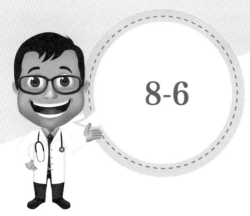

8-6

高血压为何要查心血管超声

血压有高压和低压之分,高压就是医学上的收缩压,低压就是医学上的舒张压。心脏的每一次收缩,将血液射入主动脉内,形成了

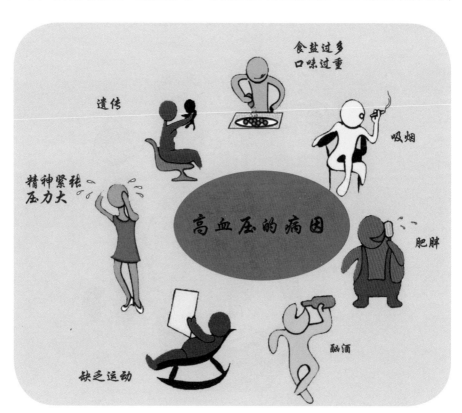

遗传

食盐过多
口味过重

吸烟

精神紧张
压力大

高血压的病因

肥胖

缺乏运动

酗酒

收缩压。主动脉是个弹性血管,当心脏舒张时,存在于主动脉的血液经主动脉回弹作用,形成了舒张压。正常的血压范围是收缩压小于140毫米汞柱且舒张压小于90毫米汞柱。高血压的诊断主要依据诊室测量的血压值,采用经核准的水银柱或电子血压计,测量安静休息坐位时上臂肱动脉部位血压,一般需要非同日测量三次血压值收缩压均大于/等于140毫米汞柱和(或)舒张压均大于/等于90毫米汞柱,方可诊断为高血压。高血压不可怕,可怕的是长期高血压不控制,就会造成心血管、脑、肾脏及眼睛等器官的病变,如高血压性心脏病、脑卒中、肾功能衰竭及眼底出血等。

一、高血压与心脏有什么关系

高血压分为原发性高血压和继发性高血压,原发性高血压就是

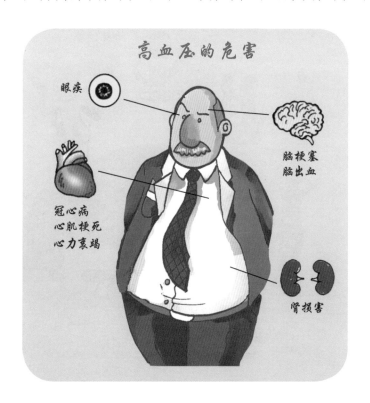

老百姓常说的高血压病,目前病因不清楚,多与摄入食盐过多、紧张、遗传及一些未知因素有关。继发性高血压多与某些心脏、肾脏、内分泌疾病及药物等因素相关。在确诊高血压病之前应排除各种类型的继发性高血压,因为,继发性高血压的病因是可以消除的,去除继发性高血压的病因,血压即可恢复正常。心脏病是引起继发性高血压的常见原因,主动脉瓣关闭不全、主动脉缩窄、多发性大动脉炎等疾病都是继发高血压的病因。因此,确诊高血压病后,为了排查高血压的发生是否与某些心脏病有关,需要做心血管超声。同时,无论是原发性高血压,还是继发性高血压,病程长或病情加重都会导致心脏病的发生,做心血管超声可以判断高血压是否危害了心脏。

二、能否通过心动超声判断高血压的轻重

高血压是人类的"静默杀手",也就是说有时候患者可以没有不舒服的感觉,血压已经升高了,由于人体对逐渐升高的血压会产生耐受,会逐渐适应,因此,不容易被早期发现。当头晕、头疼发生时,可能高血压已经发生一段时间了。长期高血压的直接危害就是左心室的肥厚及动脉的病变。高血压会增加患者的心脏负担(负荷),作为肌性器官的心脏及血管,在长期高负荷的状态下,就会发生左心室心肌肥厚及动脉硬化。超声是临床医生的眼睛,可以看到患者肥厚的心脏及粥样硬化的动脉。当一个患者血压高,记不清自己发病多久了,可以来做心血管超声检查。临床医生可以根据。超声结果判断高血压是否造成了心脏及血管的病变,从而间接推断患者患高血压的轻重及病程的长短。

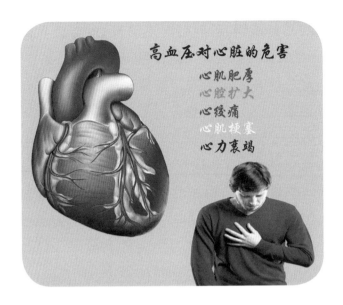

三、心血管超声在高血压治疗上有什么价值

目前,治疗高血压仍需长期管理、实时监控及口服降压药等治疗。不仅要降压,还要对引起高血压的病因及高血压导致的合并症进行根治性的治疗。如果血压不稳定、应用降压药物效果不理想,要及时来医院检查心血管超声。心血管超声包括心脏超声,颈动脉超声,上、下肢动脉超声,腹主动脉及其分支超声等。超声可以帮您了解心脏大小,心脏的收缩、舒张功能,心瓣膜及心肌的活动及血流动力学变化;还能帮助您了解动脉内是否存在粥样斑块、是否造成血管狭窄及闭塞。定期监测心血管状况,能更好地帮助临床医生选择降压药物的种类及剂量,指导临床医生用药。通过了解心脏功能及动脉受累情况,医生可以为高血压患者随时制定阶段性的、精准的治疗方案。

总之,得了高血压要及时到医院进行包括心血管超声在内的全面体检,彩超不仅可以帮助了解心脏、血管的结构及功能,帮您排查高血压的发病原因、判断高血压的病程及治疗效果,而且有助于临床医生选择降压药物,防止高血压性心脏病的发生。同时,高血压又是脑卒中及心肌梗死的主要病因。因此,高血压必须防治,在生活中,高血压患者要从自身改变做起,限制盐量摄入、清淡饮食、多摄入新鲜的蔬菜和水果、戒烟限酒,增加运动、减轻体重,保持心态平衡,可以改善血压状况。一旦发现血压升高,由于降压药的种类繁多,不同个体高血压的病因及程度不同,患者不可擅自吃降压药,必须在医生指导下服用降压药。

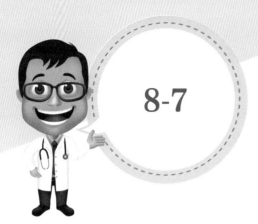

8-7

心瓣膜反流都是病吗

许多人来医院检查心脏彩超,彩超结果提示有轻度的二尖瓣或三尖瓣反流,这种现象常发生于心瓣膜上,包括二尖瓣、三尖瓣、主动脉瓣及肺动脉瓣。心瓣膜就像家里的大门一样,二尖瓣是连接左心房、左心室的"门",三尖瓣是连接右房与右室的"门",主动脉瓣及肺动脉瓣是连接左心室与主动脉、右心室与肺动脉的"门"。这些大门一开一关,促进血液从心房向心室,从心室向主动脉、肺动脉流动,防止血液逆流。如果出现血液逆流,就是心瓣膜反流,提示"门"关不严了。

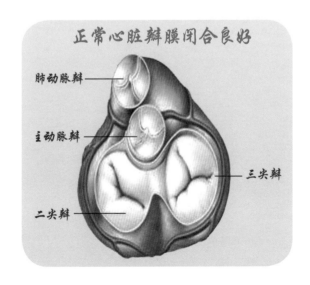

正常心脏瓣膜闭合良好

肺动脉瓣——

主动脉瓣——

——三尖瓣

二尖瓣——

一、如何诊断心瓣膜反流

正常情况下,心脏内的血液是按一定的方向通过心脏瓣膜的,不能发生逆流现象,心瓣膜返流是指血液在瓣口处发生了反方向的流动。超声是诊断心脏瓣膜病的主要方法。超声能清楚地看到心脏上心瓣膜的开关活动情况,而且能看到瓣膜为什么关不严,是否有粘连、钙化,是否长了东西(赘生物)。超声能测量瓣口的血流速度,观察血流方向,测量反流量及评价反流程度。心脏瓣膜反流程度是根据瓣膜反流量、反流面积等进行综合评估的结果,分为轻度、中度及重度反流。简单地说,如果超声提示心瓣膜的反流面积小于 4 平方厘米,提示轻度心瓣膜反流;反流面积大于 8 平方厘米,提示重度心

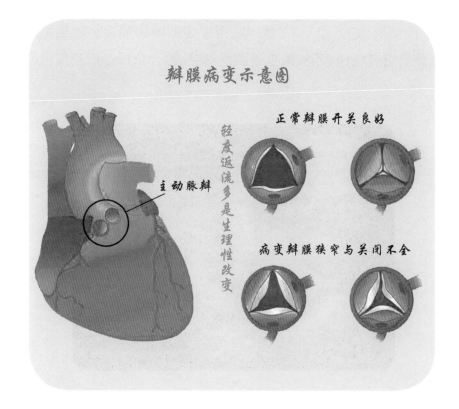

瓣膜反流;返流面积为 4~8 平方厘米,为中度心瓣膜反流。发生中、重度瓣膜反流时,心腔内血液容积就会发生异常,可以造成心房或心室腔大小的改变,甚至累及心脏收缩和舒张功能。时间久了,可能会引发心力衰竭。

二、心瓣膜反流都是病吗

轻度的心瓣膜反流,反流位于瓣口中央,称为中心性反流。这种现象大多数发生于正常人群中,无症状,仅在体检过程中发现,属于生理性反流,通常不会加重。原因可能与超声仪器越来越先进,彩色血流识别能力越来越高有关,能发现这种较轻微的反流,这种情况不需要担心及过分关注。瓣膜反流如为中度或反流呈偏心性,需要超声医生进一步观察有无瓣膜冗长、瓣膜脱垂或瓣膜上长小西(如赘生物)的情况,患者如无不适症状,可以定期随访观察。如果患者有心脏病病史或临床表现,医生要抽丝剥茧、综合分析心瓣膜反流的病

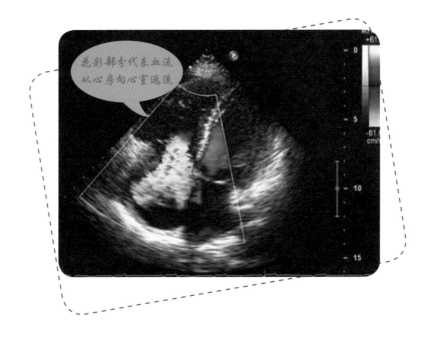

因。目前,心瓣膜反流的病因有感染、风湿、老年人瓣膜硬化、先天发育差或某些原因(如心肌缺血、外伤)造成瓣膜脱垂、心瓣环扩大等。

三、如何防治"心瓣膜反流"

轻度的瓣膜返流均呈中心状,常在体检中发现,如无不适症状,不需要治疗。如轻度反流但呈偏心状,医生要结合患者的病史及临床表现,排除是否存在病理性因素,有确诊为病理性反流,要及时去心脏科就诊,根据心脏彩超描述的结果,进行针对性治疗。冠心病、心肌缺血所致的中 - 重度瓣膜反流,当给予扩张冠脉药物,改善心肌供血后,瓣膜反流就会好转。针对感染导致的心瓣膜病,需要针对病原体给予敏感、高效、足量的抗生素治疗。先天性心瓣膜发育异常或老年的退行性变亦可引起瓣膜中 - 重度的反流,需要根据超声判断的瓣膜反流程度决定是否采用随访观察或手术。

总之,心脏超声是筛查心脏瓣膜病的有效方法,一旦发现心脏瓣膜反流,可以结合临床症状及其他超声征象除外器质性心脏病。对于轻度的心瓣膜反流,反流呈中心性,无症状的,不需要过分担心、恐慌。对于呈偏心性的轻度心瓣膜反流或中 - 重度心瓣膜反流,需要在心脏专科医生帮助指导下进行针对性治疗。

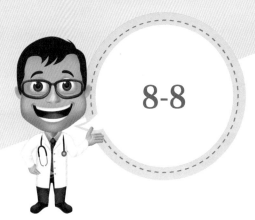

8-8

嘴唇青紫为什么要查心脏

嘴唇是由黏膜和疏松结缔组织组成,相对于身体其他部位皮肤而言,嘴唇黏膜较薄,黏膜下毛细血管较丰富。所以,"嘴唇"比皮肤红。嘴唇颜色取决于血液中的氧气含量(血氧含量),当血氧含量高时,嘴唇呈粉红色,当血氧含量低时,嘴唇呈青紫色。所以,一旦血氧含量发生变化,嘴唇是最敏感的器官,会率先发生颜色的变化。嘴唇是血氧含量的"晴雨表"。

一、引起嘴唇青紫的原因是什么

血液是流动在人的血管和心脏中的一种红色不透明的黏稠液体。血液由血浆和血细胞组成,血细胞包括红细胞、白细胞和血小板。其中红细胞的主要组成部分是血红蛋白,又称血色素。携带氧气的血红蛋白被称为氧合血红蛋白,呈鲜红色,好比是输送氧的车厢,顺着人体血液循环的轨道,把氧气运送到全身各部位,使皮肤及黏膜呈红色。没有携带氧气的血红蛋白,呈紫蓝色,被称为还原血红蛋白。氧气是维持人体生命必不可少的物质之一。人体通过呼吸,吸入空气中的氧气进入到血液中。血液中血氧含量决定了血液颜色的深浅。

当血氧充足时,血氧与血红蛋白充分结合,血红蛋白含量相对增多,血液呈鲜红色。当血氧不足时,血氧与血红蛋白结合不足,还原血红蛋白相对增多,血液呈青紫色。通常静脉血是低氧血,动脉血是高氧血,其间有毛细血管网连接两者。

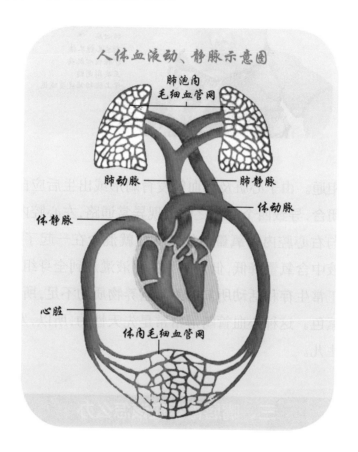

二、引起嘴唇青紫的疾病有哪些

　　引起嘴唇青紫的疾病主要有先天性心脏病、新生儿先天性气管狭窄等。心脏像一套四居室房子,四个心腔分别为左心房、左心室、右心房、右心室。不同心腔内血液的含氧量是不同的,有动脉血和静脉血之分。正常情况下同侧心房与心室借房室口相通,与对侧心房

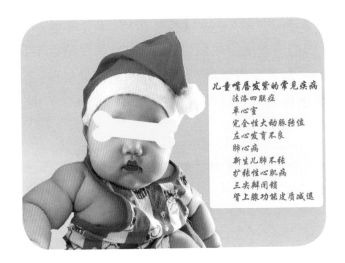

儿童嘴唇发紫的常见疾病

法洛四联症

单心室

完全性大动脉转位

左心发育不良

肺心病

新生儿肺不张

扩张性心肌病

三尖瓣闭锁

肾上腺功能皮质减退

和心室不相通。由于心脏及大血管发育畸形或出生后应自动关闭的通道未能闭合,导致四个心腔之间出现异常通路,左心腔内含氧量高的动脉血与右心腔内含氧量低的静脉血就混合在一起了,使从心脏流出的血液中含氧量降低,低含氧量的血液灌注到全身组织和器官,导致人体正常生存和活动所需的氧和营养物质均不足,所以,嘴唇率先显示青紫色。这种心血管畸形常常是先天性的,所以,发绀病变常发生于新生儿。

三、嘴唇青紫应该怎么办

嘴唇青紫的主要原因是缺氧,缺氧的主要原因是先天性心脏病。当肉眼看到嘴唇发黑、发紫时,首先应该及时到医院就诊,医生通过询问病史及查体等方式初步了解情况。然后,做个经胸超声心动图检查,它是先天性心脏病首选的检查方法,可清楚显示心脏解剖结构,譬如:心脏四腔心是否对称,左右心房室连接是否异常、心室与大动脉的连接是否异常,大动脉起始的交叉关系,左、右心房、室腔或大动脉间是否存在异常通路等。医生可以根据超声心动图检查结果为患儿制定个性化治疗方案,特殊情况下需要进一步确诊,可以做经食管超声心动图及血管 CTA 检查等。

总之,先天性心脏病常常在婴儿时期发现,婴儿还不具备良好的表达能力,即使有不舒服的地方,也不能很好地表达自己的感受,故嘴唇青紫的婴儿或一哭嘴唇就紫的婴儿一定要除外心脏疾病。除了青紫外,还有些什么症状需要注意呢?譬如:宝宝有喂奶或进食困难、生长发育迟缓、活动时或活动后常有下蹲动作等。预防先天性心脏病要从备孕期开始,重视胎儿心脏筛查,在妊娠 24 周左右给胎儿心脏做个"大排畸",以尽早挑出有重大心脏畸形的胎儿。

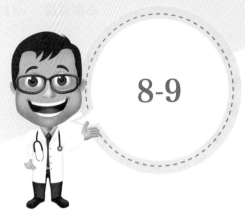

8-9

颈部动脉血管病怎么查

颈部动脉是连接人肢体与头部的重要血管,血管壁较厚,含有丰富的弹性纤维与肌肉组织,具有可扩张性和弹性。它是头部的供血管道,如果血管出现问题就会出现一系列症状,如头晕、恶心、上肢无力等。虽然,检查颈部动脉的主要影像学方法有数字减影血管造影技术(DSA)、计算机断层血管造影(CTA)、磁共振血管造影(MRA)及超声(US),但这些检查中只有超声具有无创、简便、价格低廉、无辐射、可随时重复检查、图像清晰、准确性高等诸多优点。

一、颈部动脉血管有哪些

全身的血液供应均来源于心脏这个供血中心,心脏有一条"弯曲的手臂",被称之为主动脉弓,它上面长了 3 根"手指头",自左下至右上依次是左侧锁骨下动脉、左侧颈总动脉、无名动脉,管腔直径一般为 6.0~10.0 毫米,血流速度为 50~110 厘米 / 秒,以满足头颈部供血的需要。第一根"手指头"是左侧锁骨下动脉,它向颈部发出的血管是左侧椎动脉,第二根"手指头"是左侧颈总动脉,它向头部方向走行分出左侧颈内动脉、左侧颈外动脉 2 支,第三根"手指头"无名动脉向右侧走行,分出右侧锁骨下动脉及右侧颈总动脉 2 支,其中右侧锁骨下动脉向头部方向走行发出右侧椎动脉,入颅后与左侧椎动脉汇合供应大脑后半部血液。右侧颈总动脉向头部走行分出右侧颈内动脉及颈外动脉 2 支,双侧颈内动脉供应大脑的前半部血液,双侧颈外动脉供应颜面及颈部组织的血液。

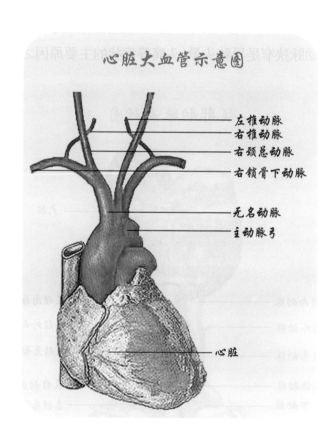

心脏大血管示意图

左椎动脉
右椎动脉
右颈总动脉
右锁骨下动脉

无名动脉
主动脉弓

心脏

二、如何用超声检查颈部动脉血管

超声是颈部血管的无创的首选检查方法,超声能看到颈部血管发育是否有畸形,血管的走行是否正确,血管有无扩张和变细,血管壁的薄厚变化。正常情况下,颈部动脉血管内血流方向是自躯干流向头部,超声能判断血管内血流的方向;检出血管内某一部位是否出现了斑块及血栓等异物;超声还能计算两斑块及血栓导致血管狭窄及堵塞程度;超声可以实时测量血管内任何一个部位的血液流速及其他血流参数(判断血管阻力及波动等情况的指标),此项技术是CT、磁共振成像等影像检查都无法做到的。通常情况下,超声显示颈部动脉流速增快提示可能出现颈动脉狭窄,而颈动脉狭窄是导致头晕、头痛等症状的主要原因之一。

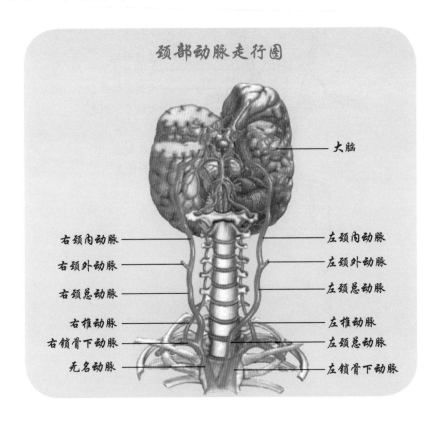

颈部动脉走行图

大脑

右颈内动脉   左颈内动脉

右颈外动脉   左颈外动脉

右颈总动脉   左颈总动脉

右椎动脉   左椎动脉

右锁骨下动脉   左颈总动脉

无名动脉   左锁骨下动脉

三、超声能检查出颈部血管哪些疾病

首先,超声可以检查颈部血管有无发育异常,有无走行变异,颈部血管管径有无扩张或变细,检查血管壁的连续性,是否有破口,血液是否通过破口流出血管腔外,还可以清晰地显示血管周围是否有异物压迫;其次,超声可以观察颈部动脉血管壁有无增厚,正常颈动脉内中膜厚度小于 1.0 毫米,如果超过 1.0 毫米,需要鉴别是炎性的弥漫性增厚还是动脉硬化性增厚;另外,超声可以检查血管壁上是否有异物,异物是斑块还是血栓,是否阻碍血液流动导致动脉狭窄,测量动脉各段流速,评估狭窄程度,这些血管疾病临床上常被称为动脉粥样硬化、动脉血栓、大动脉炎等。

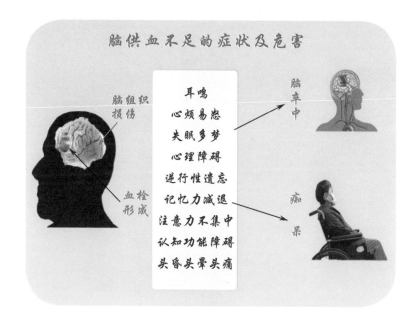

　　总之,超声是筛查颈部动脉疾病及心脏疾病的首选检查及必选检查方法。颈部动脉疾病并不是独立存在的,颈动脉硬化程度与心脏血管硬化程度是有相关性的。颈部动脉血管超声检查的主要目的不仅在于查找脑卒中的高危人群,还在于查找冠心病的高危人群。因此,所有不利于颈动脉的危险因素均不利于心脏。如果超声检查不理想,进一步的检查有 CTA 及 MRA,必要时可以做有创的 DSA 检查。日常生活中要积极控制血压、血糖、血脂、不良生活习惯等危险因素。

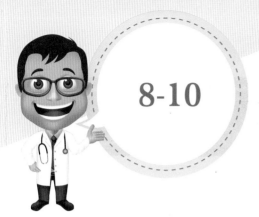

8-10

"斑块"有脱落风险吗

所谓的"动脉斑块"就是我们常说的动脉粥样硬化斑块的简称，它是血管内的垃圾过多，沉积在血管壁上形成的。它的形成是一个复杂漫长的过程，就像水管一样，时间久了就会积存很多水垢，动脉斑块会随着年龄增长及危险因素增多而加重。通常，一个人动脉的粥样硬化斑块大约从青春期(15 岁左右)就开始隐隐生长，至 40 岁左右变得明显，到 60 岁左右查遍全身动脉没有发现一枚动脉硬化斑块的人屈指可数。动脉硬化斑块形成的常见危险因素有高血压、高血脂、糖尿病及吸烟。

一、动脉斑块有"好坏"之分吗

在临床工作中，经常遇到患者问医生，斑块是"软斑"还是"硬斑"？大家所谈论的"软斑"或"硬斑"，实际上是指斑块的稳定性，也就是斑块与血管壁之间贴合的牢固程度及斑块质地的疏松度。血管中血液流动对斑块有一定冲击力，斑块与血管壁之间贴合程度差、斑块质地疏松，其稳定性就差，反之稳定性好。稳定性好的斑块不易脱落，稳定性差的斑块可随时脱落引发脑梗死、心肌梗死等疾病。无

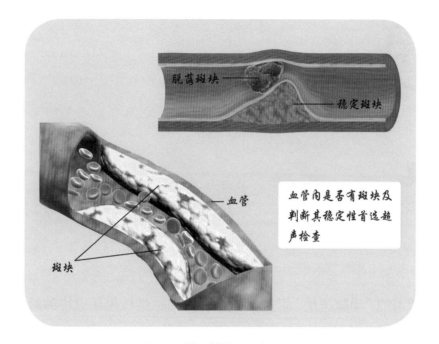

脱落斑块　　稳定斑块　　血管　　斑块

血管内是否有斑块及判断其稳定性首选超声检查

论"软斑"还是"硬斑",斑块结构中都可能有炎性细胞、脂质、坏死组织及钙化成分。软斑的主要成分是脂质及炎性细胞,硬斑主要是钙化成分。"软硬"只是斑块稳定性的一个主要的影响因素,还有一些其他的影响因素,譬如:斑块表面光滑程度及位置。

二、判断斑块稳定性有何高招

检查血管内是否有斑块及判断其稳定性首选的方法是超声,超声医生主要从形态、回声、位置等方面来判断斑块的稳定性。首先,看形态:表面光滑、外形规则比外表不光滑、形状不规则的斑块稳定性好。其次,看回声:通常超声检查斑块内部回声分为低、低至无、等、强及混合回声5个类型,一般低回声及低至无回声斑块稳定性最差,而强回声和等回声斑块稳定性相对好。此外,看位置:正常情况下,无分叉的血管中,血液向同一方向有序地流动(层流),即使出现了斑块,斑块也不易脱落。然而,血管出现分叉时,虽然血液是有序地各找各的出路。但是,动脉分叉处的局部血液会出现向多个方向流动的现象,医学上称之为湍流。湍流的形成对分叉处血管壁冲击力较大,如果,此处血管壁上斑块质地疏松或斑块与血管壁不贴合,则较易脱落,因此,分叉处的斑块较易脱落。

三、斑块脱落有哪些危害呢

如果斑块稳定性差,在情绪激动、血压升高、体温骤然变化等情况下,斑块更容易脱落,一旦斑块脱落,就成了血液中的栓子,称为血栓。血栓可以在较粗的血管中随着血流移动,但它终究会找到"归宿",随着进入脏器的血管越来越细,它的流动速度就会减慢,或者停留在某个部位。因此,微小血管最受血栓的青睐。譬如:堵在心脏的冠状动脉血管中,会导致心肌缺血缺氧,造成心肌梗死,引起胸闷、胸痛、濒死感等症状;堵在下肢易导致下肢动脉栓塞,下肢皮肤颜色变化,肢体发凉,疼痛难忍;堵在大脑中,会导致局部脑组织区域血液供

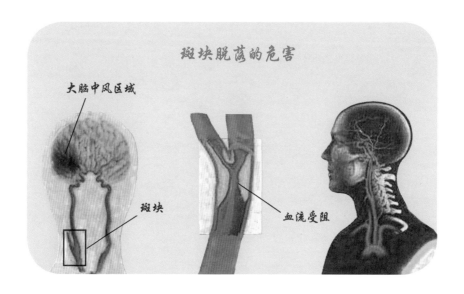

斑块脱落的危害

应障碍,脑组织发生缺血缺氧性病变,导致局部脑组织坏死,称为脑梗死。脑梗死的症状是头痛、头昏、头晕、恶心、呕吐、运动性、感觉性失语,甚至昏迷等。

　　总之,超声是动脉斑块的首选检查方法,它可以观察斑块形态、回声、位置,评估斑块的稳定性,实际上绝大多数斑块的稳定性都较好,不易脱落,仅有少部分斑块稳定性差,容易脱落。国内外专家研究发现,长期严格地控制各种危险因素,如戒烟,控制血糖、血压、血脂,有些斑块可以缩小。

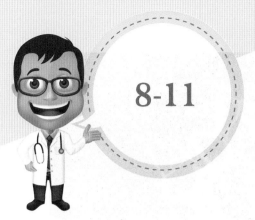

8-11

眩晕与椎动脉有关系吗

眩晕是因机体对空间定位障碍而产生的一种动性或位置性错觉，眩晕可分为真性眩晕和假性眩晕。真性眩晕是由眼、本体觉（深感觉）或耳部疾病引起的，有明显的外物或自身旋转感。假性眩晕多由全身系统性疾病引起，如心血管疾病、脑血管疾病、贫血、尿毒症、药物中毒、内分泌疾病及神经官能症等几乎都有轻重程度不等的头晕症状，患者感觉像坐船一样，没有明确转动感。临床上假性眩晕比较常见，椎动脉原因引起的眩晕即是假性眩晕的一种。

一、椎动脉重要吗

脑部供血分为前循环和后循环两个供血系统，后循环系统是由两侧椎动脉供血。双侧椎动脉均由双侧锁骨下动脉发出，椎动脉穿行于后颈部颈椎两侧的横突孔中，向上行走进入头颅内。因此，椎动脉可分为颅外段和颅内段。双侧椎动脉在颅内汇入到基底动脉构成了大脑后循环，供应脑后部 2/5 的血液。椎动脉的管径一般为 3~5 毫米，血流速度一般为 40~85 厘米 / 秒。椎动脉狭窄最主要原因是椎动脉粥样硬化，狭窄好发于椎动脉起始段，此处为锁

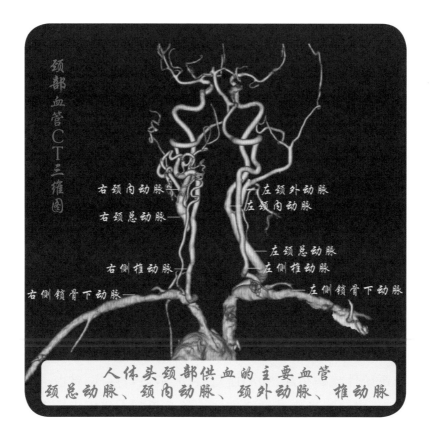

骨下动脉与椎动脉分叉处,血液在此处分流,对椎动脉起始段冲击力强,管壁弹性降低,易形成斑块。如果椎动脉出了问题,可出现偏头痛、眩晕、肢体麻木、记忆力减退、猝倒等症状,所以,椎动脉疾病需要重视。

二、检查椎动脉的方法有哪些

临床上,检查椎动脉的主要方法有 DSA(数字减影血管造影技术)、CT、磁共振成像、TCD(经颅多普勒)及超声。MRA 检查的优点是无辐射,但其价格较高且仅能检查颅内段椎动脉的走行及管径。DSA 和 CT 可以检查椎动脉全程,两者有椎动脉检查"金、银标准"

之称，但两者均具有辐射，且价格昂贵，一般不用于常规检查。TCD能无创伤地穿透颅骨，操作简便、重复性好，可以提供磁共振成像、DSA、CT所测不到的颅内动脉血流速度，但TCD仅能测量椎动脉颅内段血流速度，不能查看动脉管径及管腔内情况。超声由于具有无创、简便、价格低廉、重复性好等优点，是椎动脉的首选检查方法。超声可以看到椎动脉管径，清晰地显示血管内部结构及血流情况，测量血流速度，但受颅骨遮挡，对颅内段椎动脉疾病检出率较颅外段低。

三、超声能发现椎动脉的哪些疾病

椎动脉的常见疾病就是椎动脉硬化，椎动脉硬化严重可导致椎动脉狭窄甚至闭塞，致使脑血供不足。超声可以观察椎动脉管径粗细、走行情况、血流速度及椎动脉管壁；可以观察椎动脉起始段及椎间段动脉是否有斑块，有没有引起管腔狭窄；可以通过测量椎动脉的流速、观察频谱形态来判断椎动脉狭窄程度。临床上将椎动脉狭窄分为三度：轻度狭窄流速为85~140厘米／秒，中度狭窄流速为140~210厘米／秒，重度狭窄流速大于210厘米／秒。出现中度以上狭窄，患者才会出现头痛及眩晕等相应的临床症状。除了椎动脉硬化，还有少见的椎动脉血栓，其原因可能是椎动脉自身斑块破裂出血引起，亦可能是身体其他部位栓子流动到椎动脉内。同椎动脉硬化引起的狭窄或闭塞一样，椎动脉血栓也可以导致脑血供不足或堵塞。

总之，超声是一种简便、无创的检查方式。当出现眩晕症状时，超声可以鉴别眩晕是椎动脉病变引起的还是椎动脉受椎骨压迫导致的。如果是因椎动脉狭窄引起的眩晕，轻度时可以通过药物改善循环情况，中度及重度可以考虑椎动脉支架术解除血管狭窄，恢复大脑后循环系统供血问题。如出现椎骨压迫性眩晕,就要在医生的帮助下解除压迫。平时工作和生活中要注意姿势,养成慢转头习惯,避免椎骨压迫椎动脉,出现短暂性、一过性脑缺血,继而引起头晕的症状。

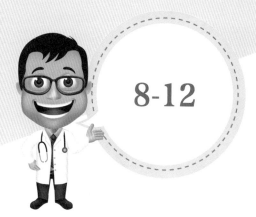

8-12

"腿肿了"都是血栓惹的祸吗

　　人体的血液循环系统是由心脏和血管连接而成的,心脏在血液循环系统中起"发动机"的作用。心脏有两套血管系统,一套是从心脏流向全身各个部位的血管,叫动脉,其内流动的是鲜红色、含氧量高的动脉血,它为人体提供营养;另一套是从身体各部位流回心脏的血管,叫静脉,其内流动的是暗红色、含氧量低的静脉血,它负责运输废物。腿的主要组成结构有骨骼、肌肉和血管。腿的肌肉和骨骼要发挥作用,必须得有动脉血管供血,静脉内的血液需要克服地心引力回流入心脏,也需要肌肉收缩挤压血管。血液是流动的液体,血管内不能出现"固体"血块,一旦出现血块,血液流动受到阻碍,就不能回流入心脏。

一、如何判断腿肿的原因

　　腿肿的常见原因有四大类:①血栓性腿肿:特点是双下肢一般不对称,健侧腿正常,患侧腿肿胀发硬疼痛,活动后加剧,常伴局部皮肤发热,具有突发性;②肾源性腿肿:特点是一般在疾病的早期,早晨起床的时候可以出现眼睑与颜面部的水肿,进而发展为全身性水肿。

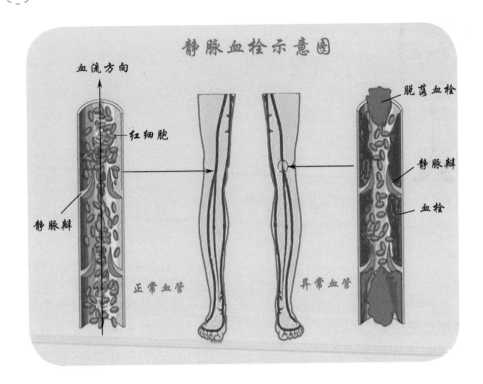

静脉血栓示意图

一般来说晨轻暮重,休息后可以缓解,但是到疾病的后期休息后也无法缓解。受检者常伴有少尿等症状;③心源性腿肿:特点是水肿先出现在足部,因重力影响,水肿程度一般自下而上进而发展为全身性水肿,受检者常伴有胸闷、憋气、腹胀等;④淋巴性腿肿:常见于手或足背部,常伴有寒战、高热等症状,其中最常见的原因是血栓性腿肿。

二、血栓是如何导致腿肿的

血管内血液呈固体状态,称为血栓。血栓的主要成分是血小板、网状纤维蛋白和红细胞等。静脉管壁较薄、管腔较大、弹性较小、内压较低、血流较慢,故静脉血栓发生率高于动脉血栓。下肢静脉是离心脏最远的静脉,故更易发生血栓。静脉血栓形成的三大主要原因是静脉血流淤滞、血液高凝状态和静脉内膜损伤。外科手术、肿瘤、

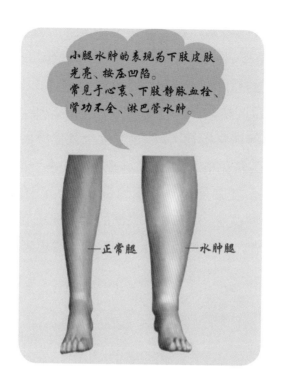

长期卧床、妊娠等都是静脉血栓发生的高危因素。下肢静脉血栓形成后，静脉血液回流受阻，静脉内压力升高，血管内的液体漏入皮下组织间隙中，造成淤滞，会引起腿肿。

三、腿肿怎么办

发现腿肿了，首先需要查找腿肿的原因。先排除最常见的病因——静脉血栓。超声是下肢静脉的首选检查方法，它可以清晰地显示血管内膜的厚度、血管内血流方向，同时能够发现血管内是否有血栓等病变且能明确血栓的位置及血栓的大小。超声检查结合病史及其他化验检查，明确腿肿原因后，给予相应治疗。①急性静脉血栓首先要卧床休息，避免下地活动，必要时在下腔静脉内植入滤器，以免造成血栓脱落，而发生脑梗死、心肌梗死或肺栓塞等，然后进行静脉溶栓,必要时可以手术治疗。②慢性静脉血栓发生血栓脱落的可能性较小,故最重要、最基本的措施是有规律地服用抗凝药物。如果排除了静脉血栓的原因,接下来应该检查血常规、尿常规、生化检查、超声心动图等,通过观察血浆白蛋白含量是否减低、是否有蛋白尿、是否有心力衰竭等医学指标,确诊是否存在其他病因,以对症治疗。

总之,腿肿最常见的原因是静脉血栓,但并不是所有腿肿都是静脉血栓惹的祸。腿肿是身体健康的"吹哨人"。防止血栓形成,首先应加强腿部肌肉锻炼,利用肌肉收缩的作用促进静脉回流;其次适当活动,避免久站、久坐、长期卧床,限制活动的患者可抬高腿部;必要时穿弹力袜。

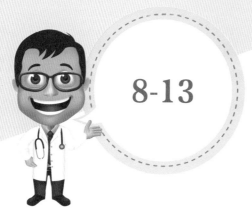

8-13

"走路跛行"是腿出了什么问题

　　人体下肢的动脉从大腿根部内侧向下走行到膝盖上方,向后旋转经腘窝沿小腿后面肌肉下行到脚踝的内、外侧至足背。下肢动脉从上到下有不同的名称,依次是大腿的股总动脉、股浅动脉、膝盖后面的腘动脉、小腿的胫后动脉、胫前动脉、腓动脉、足背动脉。其中,大腿和膝盖后的动脉较粗,直径为 8.0~9.0 毫米,小腿的血管较细,直径为 3.0~4.0 毫米。这些动脉穿行在丰富的腿部肌肉之间,携带的高氧血灌注到下肢的所有动脉分支中,为肌肉提供氧气和能量,

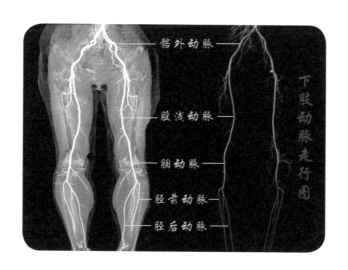

让腿部在行走时有劲儿。但是,有的患者会出现腿没有力气、发沉,甚至走不出几百米就要停下来休息一会才能继续行走,这一现象被称为"间歇性跛行"。起初,很多人都觉得可能是劳累造成的,多休息休息就会好了。可是,往往在过一段时间后,症状不但没有丝毫的改善,晚上睡觉甚至会因为腿疼而醒,医学上将其称为"静息痛"。造成这些症状的元凶就是闭塞性周围动脉硬化症。

一、什么是闭塞性周围动脉硬化症

闭塞性周围动脉硬化症是指周围动脉由于粥样硬化病变引起管腔进行性狭窄或闭塞所致的缺血性症状。好发于腹主动脉末端、髂总动脉、股浅动脉及腘动脉分叉等部位。其病因有糖尿病、高血压、高血脂、高龄、肥胖及吸烟等。随着年龄的增长,人体肌肉组织的收缩功能及弹性下降,脂类和糖类的代谢能力也下降。糖尿病、高血压、高血脂可干扰人体代谢,使脂类废物不能及时排出体外。当代谢不掉的脂肪沉积在动脉管壁上并形成斑块,就会发生动脉粥样硬化。

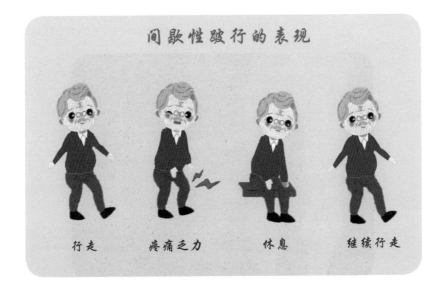

间歇性跛行的表现

行走　　　疼痛之力　　　休息　　　继续行走

由于尼古丁损害动脉内皮细胞,吸烟可以明显增加动脉粥样硬化的发病率。并且,动脉粥样硬化"青睐"于血管壁肌肉组织含量较高的动脉,人体腿部的动脉壁肌肉组织丰富,会成为"重灾区"。闭塞性周围动脉硬化症临床表现分四期,早期仅仅是感到皮肤的发凉、麻木,活动之后小腿有些酸痛感;中期行走时会出现"间歇性跛行",表现为"行走-疼痛-休息-缓解"的重复规律;晚期则表现为"静息痛",常以夜间为重;严重时患肢出现缺血性的溃疡和坏疽。

二、如何诊断闭塞性周围动脉硬化症

闭塞性周围动脉硬化症的诊断方法有:①血管超声:超声的优点在于其简便、无创性。能够观察到动脉内膜增厚毛糙、附着在管壁上的斑块及管腔的狭窄程度。彩色多普勒可以观察到狭窄动脉内的血流量及速度,是否有血液通过。其缺点在于当斑块钙化严重时,管腔内的结构会显示不清晰。②X线血管造影:血管造影的优点在于不受钙化斑块遮挡,能清晰地观察到血液的通过情况及斑块的稳定性;不足之处在于需要向动脉注入造影剂,部分患者可能会发生过敏反应而不可以接受这项检查。③血管CT:血管CT的优点同样在于不受斑块的遮挡,对血流敏感;其缺点除造影剂过敏反应外,还存在一定剂量的辐射。相比之下,诊断闭塞性周围动脉硬化症首先选择无创的血管超声。

三、闭塞性周围动脉硬化症有哪些治疗方法呢

治疗闭塞性周围动脉硬化症的方法有:①戒烟,烟草燃烧过程中产生的尼古丁等有害物质会损伤动脉的内皮细胞,导致动脉硬化;②适当的步行锻炼,每天慢走至少3 000步。促进肌肉收缩,通过

增加动脉内血流的速度和流量来改善缺血;③控制糖尿病、高血压、高血脂等诱发疾病,增高的血糖、血压及血脂会导致人体代谢紊乱,所产生的代谢废物沉积在动脉系统就会导致动脉管壁增厚、狭窄等异常病变;④重症患者如因跛行影响生活质量,出现"静息痛",甚至肢体溃疡坏疽则需要采取介入治疗或手术治疗。

总之,随着年龄的增长,不仅脏器会衰老,血管也会衰老,导致全身大小动脉发生粥样硬化,尤其是心脑血管的动脉粥样硬化危害最大。如出现走路困难,应及时去医院就诊排查原因。超声可作为首选检查方式。如超声不能明确诊断,亦可采用血管造影或血管CT进一步确诊。早期诊断、早期控制病情,去掉不良病因,就会延缓病情的继续加重。

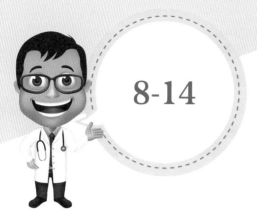

8-14

腿上的"蚯蚓"是什么病

　　人体的下肢有动脉和静脉两套血管,根据距离皮肤的深度,静脉分为离皮肤较近的浅静脉网和距离皮肤较远的深静脉网。深静脉与下肢动脉相互伴行在肌肉内由大腿根部穿行到足部至足背。正常情况下,动脉含氧量较高,呈鲜红色;静脉含氧量较低,呈暗红色。浅静脉位于皮肤下方,因此,在腿部皮肤表面能够隐约看到蓝色浅静脉,而动脉和深静脉由于位置较深是观察不到的。在长期从事站立工作及重体力劳动的人群、妊娠妇女、肥胖者、便秘患者中,有一部分人在腿部能够摸到或者看到一些弯弯曲曲突出皮肤表面的蓝紫色条

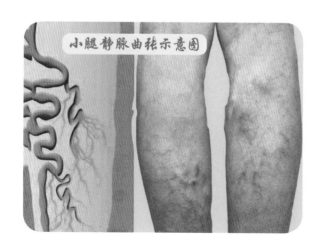

小腿静脉曲张示意图

纹,我们暂且叫它"小蚯蚓"。"小蚯蚓"的形成原因是血液瘀滞在腿部皮下扩张的浅静脉内造成的,医学上称之为静脉曲张。

一、什么是静脉曲张

人体内的静脉是将低氧和有废物的血液带回心脏的管道。下肢静脉是离心脏最远的血管。由于人长期站立行走,受重力作用,血液要回到心脏是很困难的,静脉内需要有一些特殊的结构防止血液倒流,这些结构就是静脉瓣膜。静脉瓣膜好比单向开关的阀门,它可以阻止回流心脏的血液往回流。有以下情况发生时:静脉瓣膜先天发育薄弱、老年人瓣膜老化、长期站立、重体力劳动、肥胖者血流长时间冲击瓣膜时,"阀门"会关不紧并导致血液倒流,血液停留于下肢静脉中。此时,浅静脉就会迂曲增粗,向皮肤表面突出,也就是静脉曲张。早期的静脉曲张主要表现为静脉管壁代偿性增厚;中期由于静脉管径增粗,"小蚯蚓"会逐渐明显;晚期血液堆积在腿的静脉中不流动,局部皮肤可发生炎症,甚至"溃烂"。

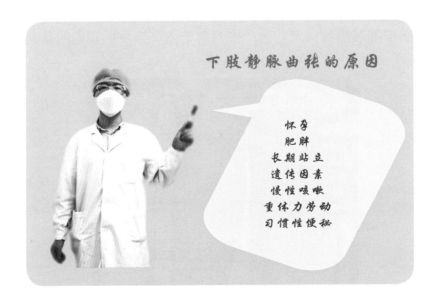

下肢静脉曲张的原因

怀孕
肥胖
长期站立
遗传因素
慢性咳嗽
重体力劳动
习惯性便秘

二、如何检查下肢静脉曲张

检查静脉曲张的检查方法有：①静脉超声：超声因其无创、安全、价廉、简便等优点常作为检查静脉曲张的首选方法。医生通过让患者配合吸气与憋气，观察静脉的"阀门"严不严，有没有血液漏出来，同时也能够观察静脉曲张的程度、静脉的管壁有无炎症等。但遇到腿部肥胖或水肿严重的患者，超声往往显示不佳。②血管造影：血管造影在 X 线下进行的一种检查，通过向下肢静脉内注入造影剂观察瓣膜有无渗漏及静脉管径有无扩张。其优点是准确性高，不受患者腿部脂肪的干扰。缺点为部分患者对造影剂过敏，可发生过敏反应，有创伤、有辐射、费用高。

三、如何治疗静脉曲张

治疗静脉曲张的方法有：①轻度下肢静脉曲张患者平时可经常活动下肢，随着肌肉的收缩，静脉中的血液会受到挤压回流到心脏，避免瘀滞。还可以适当抬高患肢，不要久站久坐，避免担负重物。②中度静脉曲张患者可通过穿弹力袜帮助下肢血液回流，减轻症状。如果静脉曲张范围小，还可以到医院进行硬化治疗，向曲张的静脉内注射硬化剂，人为地使扩张的静脉闭塞。③重度静脉曲张患者需要

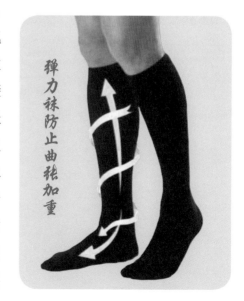

弹力袜防止曲张加重

接受手术治疗，人体的下肢静脉分深浅两套系统，在进行手术前，必须判断深静脉的瓣膜功能。如果深静脉瓣膜功能正常，才可以进行手术，自大腿根部切断结扎下肢表浅的静脉，将曲张的部分剥除；如果深静脉瓣膜功能不正常，就不适合进行手术，需要穿弹力袜或采用硬化治疗。

总之，下肢静脉曲张是一种常见病，更是一部分人的"职业病"。如果感到腿部酸、痛、胀，下午加重就应该及时到医院就诊。首选的超声检查可以探及是否患有早期静脉曲张。一旦确诊为静脉曲张应遵守医嘱进行防控，避免病情加重。建议在日常工作生活中控制体重，避免长期重体力劳动。妊娠女性由于增大的胎儿长期压迫下肢静脉，常导致静脉曲张，因此，在妊娠晚期，经常将腿抬高，做腿部按摩，以防止静脉曲张的发生。

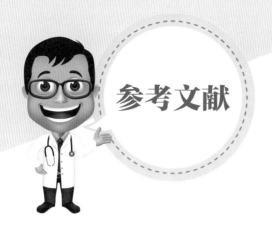

参考文献

1. 中华人民共和国卫生和计划生育委员会．中国公民健康素养．北京：人民卫生出版社，2017.

2. 郭光文，王序．人体解剖彩色图谱．3 版．北京：人民卫生出版社，2018.

3. 丁文龙，刘学政．系统解剖学．9 版．北京：人民卫生出版社，2018.

4. 崔慧先，李瑞锡．局部解剖学．9 版．北京：人民卫生出版社，2018.

5. 王庭槐．生理学．9 版．北京：人民卫生出版社，2018.

6. 步宏，李一雷．病理学．9 版．北京：人民卫生出版社，2018.

7. 陈孝平，汪建平，赵继宗．外科学．9 版．北京：人民卫生出版社，2018.

8. 葛均波，徐永健，王辰．内科学．9 版．北京：人民卫生出版社，2018.

9. 姜玉新，张运．超声医学．北京：人民卫生出版社，2016.

10. 任卫东，常才．超声诊断学．3 版．北京：人民卫生出版社，2013.

11. 田家玮，姜玉新．超声检查规范化报告．北京：人民卫生出版社，2015.

12. 梁萍，姜玉新．超声 E 成像临床应用指南．北京：人民卫生出版社，2015.

13. 段文若．甲状腺疾病的诊断及个体化治疗．北京：人民卫生出版社，2012.

14. 池肇春．非酒精性脂肪性肝病．北京：人民卫生出版社，2018.

15. 谢幸，孔北华，段涛．妇产科学．9 版．北京：人民卫生出版社，2018.

16. 王杉，黎晓新．医疗知情同意书汇编．北京：人民卫生出版社，2011.

17. 李胜利,罗国阳.胎儿畸形产前超声诊断学.2 版.北京:科学出版社,2017.

18. 简文豪.颅脑与外周血管超声诊断学.北京:科学技术文献出版社,2006.

19. 曹海根,王金锐.实用腹部超声诊断学.2 版.北京:人民卫生出版社,2006.

20. 中国医师协会超声医师分会.腹部超声检查指南.北京:人民军医出版社,2013.

21. 中国医师协会超声医师分会.产前超声和超声造影检查指南.北京:人民军医出版社,2013.

22. 曹泽毅.中华妇产科学.3 版.北京:人民卫生出版社,2014.

23. 常才.经阴道超声诊断学.3 版.北京:科学出版社,2016.

24. 董晓秋.计划生育超声诊断学.3 版.北京:科学技术文献出版社,2009.

25. 任芸芸,董晓秋.妇产科超声诊断学.北京:人民卫生出版社,2019.

26. 中国医师协会超声分会.介入性超声应用指南.北京:人民军医出版社,2014.